PHPエル新書

〔新版〕
食べてガンを治す

体を温め、
血液をサラサラにすれば怖くない

●

石原結實

まえがき

ガンが猛威をふるっています。毎年約四〇万人の人が、ガンにかかり、三〇万人余りがガンで死亡しています。今後、ますます増え続け、六年後の西暦二〇一〇年には、毎年約五〇万人がガンで死亡するという数字を医学統計がはじき出しています。実に死亡する日本人二人に一人がガンが原因となるという計算になるのです。

新聞、雑誌やテレビのニュースなどで、ガンの特効薬ができたなどという報道が、これまで数限りなくなされてきましたが、現実はガン死が激増していますし、また、若年層にもどんどん広がっています。

ガンに対して現代医学は、手術、放射線、抗ガン剤（化学療法剤）などで懸命の治療を施していますが、思うような効果が上がっていないという結果が、毎年三〇万人余りのガン死者数に表われていると言ってよいでしょう。

そうした現代科学の弱点を突いて、「ガンに効く」と、薬事法に抵触するような触れ込みで種々の〝健康食品〟が法外な値段で売られたり、「○○式免疫療法」「○○療法」「××式温熱療法」……等々、特殊な治療法で「ガンを治す」というお医者さんもいらっしゃるようですが、内実はさほど効果が上がっているとは思えません。というのも、目が飛び出るような費用を払って、こうした治療法をいくつか経験してきた患者さんを診察することがよくあるからです。

こうした事実を目のあたりにするにつけ、「ガン」対策は根本的に見直さなければならないということを痛切に感じる今日この頃です。それも、ガンに対する見方について、コペルニクス的大転換をする必要があります。

肺に「痰」がたまれば、咳で出そうとしますし、腐った物を食べると嘔吐や下痢で体外に排出しようとするメカニズムが働きます。また目に物が入ると涙を出して異物《いぶつ》を洗い流そうとするように、およそ私たちの体内で起きている反応は体を守ろうとするものばかりで、体に有害なものは一つもないのです。そういう視点からみると、「ガン」も本当は体にとって、「必要なもの」「何かよいことをしているもの」かもしれないわけです。

手術しても手術しても、その人の生命がある限り、転移してまた新たな場所に「ガン腫」を作るという現象は、ガンが体にとって必要なものである、という証拠かもしれません。

このように「ガン性善説」という立場からガンをみていくと、ガンという病気の予防、治療法が自ずと明らかになってくるのです。

三十年近く前、私が勉強に行ったスイスのチューリッヒにある「ビルヒャー・ベンナー病院」では、当時から、ガンの「自然療法」を実践して、確かな効果を上げていました。私の三十年の医者生活でも、現代医学的に明らかに「ガン」と診断されていたにもかかわらず「自然療法」によって治った人たちがいます。こうした人たちは、皆、「ガン性善説」の立場に立って治療をした人たちです。

本書の中で、ガンの本当の姿、それをふまえた予防、治療法について、種々の知見や体験例を織り込みながら、述べてみたいと思います。

石原結實

二〇〇四年六月

〔新版〕食べてガンを治す L もくじ

第3章 ガンを予防し、癒す食事

第4章　ガンを克服するためのさまざまな試み

第5章 現代医学が明かす「ガンの真実」

第6章　ガンになった時、どう対処したらいいか

序　章

私が「自然療法」を信じる理由

1 自然療法でガンが治った

ニンジンジュースで腎臓ガンを克服

数年前、栃木県のある小さな町の公民館に講演に出かけた時のことです。約二時間の講演が終わって帰ろうとした時、初老のご夫妻から呼びとめられました。

「先生、憶えておられますか。私は六年前、国立がんセンターで、腎臓ガンと診断され、すぐ手術しないと生命は保障できない、と言われた時、先生の保養所でニンジンジュース・ダイエットをした者です」とあいさつされました。

よくよく、お顔を拝見すると、確かに記憶があります。当時、国立がんセンターでのレントゲン検査やエコー、CTなどで腎臓ガンと確診されたのに、私が経営している保養所に来所され、確か二週間くらいジュース・ダイエットをされて帰られた方です。

以後、音沙汰もなかったので、時々、「どうされたのだろう」と思い出してはいたものの、最近は記憶の中から消え失せていた人です。

「先生とニンジンジュースのおかげで、このように元気になりました。もし手術していたら、どうなっていたかわかりません。先生は本当に生命の恩人です」と続けられました。

あまりに深々と頭を下げられるものですから、当方も恥ずかしいやら恐縮するやらで、穴があったら入りたいくらいでした。

「あれからも、毎日ニンジンジュースは続けて愛飲していますし、仕事で鍼灸《しんきゅう》・マッサージの治療院をやっているものですから、毎日、ショウガ湿布《しっぷ》やビワ葉温灸を患部に施しています」とおっしゃいます。

確かに血色もよく、お元気そうなお姿です。私も、何だかうれしくなり、帰りの新幹線の車中では、鼻歌も出そうなくらいでした。

ニンジンジュースの驚くべき効果

私も月に一～二回出演している日本テレビ系の「おもいッきりテレビ」で二〇〇二年の九月、次のようなケースが放映されました。

「大腸ガンから肝臓に転移したガンを、現代医学的治療をされずに、ニンジンジュースを毎日多量に飲み、ガンを自然治癒させた」というお医者さんが生出演され、ご自分の体験を生々しくお話しされたのです。この時は、視聴率がかなり高かったようです。

これを見た人たちはずいぶん驚かれたようですが、私の周りには、毎朝、ニンジンジュースを飲んだり、または、ニンジンジュース断食をされてガンが治った方が、少なからずいらっしゃいます。

アメリカ在住の、私の患者さんのお兄さんの友人（七十歳・男性）が、約二十年前に受けた輸血のためか、原発性肝臓ガン（多分、C型肝炎が原因）にかかり、バージニア州のフェアファクス病院で手術を受けることになったそうです。しかし、いざ開腹手術を受けてみたところ、「ガンの上にガンができ、周囲の臓器とも癒着しており、手術不能」との執刀医の判断で、かの有名なジョンズ・ホプキンス大学医学部の専門医を紹介されたのだそうです。

専門医に診てもらうまでの数週間に、件《くだん》のお兄さんが、拙著『ガンは血液で治る』（青春出版社）をその患者さんに渡して読んでもらい、数週間、朝食はニンジンジュース（ニンジン二本、リンゴ一個で作る）をコップ三杯飲んだところ、まず、開腹術後の傷痕の肉芽の盛り上がりと治りが早く、看護師さんに「何か特別なことをやっているのですか」と尋ねられたのだそうです。

そして、いざ専門医の診察を受けたところ、「腫瘍マーカー（多分AFP＝α-フェトプロテイン）が著しく下がっているので、手術はしなくてよい」と言われ、「診察を待っている間に、いったい何をしたのか？」と聞かれたのだそうです。

「ニンジンとリンゴのジュースを毎朝多量に飲用し、食事も玄米、菜食にして、肉類・鶏卵・牛乳・バターなどの食事を止めて……」というようなことを話したところ、専門医も熱心に耳を傾けていたそうです。アメリカの超一流の大学病院での話ですので、誤診ではないでしょう。

また、私の高校時代の同級生で、アメリカで針灸師として活躍しているK君が、痛みのない血尿があり、大学病院に行ったところ、予想どおり、膀胱《ぼうこう》ガンとの診断。手術までの三週間に、自宅で、毎日、朝昼夕にニンジン・リンゴジュースをコップ二杯ずつ飲用し、食事は玄米食を一日二回、副食は、梅干し、ヒジキの炒め物、ワカメのみそ汁、根菜の煮物という徹底的な小食にし、一口五〇回以上かんで、一日一万歩のウォーキングや半身浴をして、いざ手術をするために大学病院へ行ったところ、「ガンが消えている」ことがわかり、大学病院の医師団が大騒ぎした、と電話をかけてきました。

「自分としては、手術までに少しでも体調をよくして免疫力を上げ、術後の回復を早め、ガンの転移を予防するために行った食事と運動療法だったのに」と言って、笑いをかみ殺している様子が、電話からも伝わってきました。

アメリカの大学病院で、バイオプシー（生検）をはじめ諸検査をしての確診ですから、こちらも誤診ということはないはずです。

2 科学的に確認されているガンの自然治癒

世界で続々と発表される症例

一八六六年、ドイツのブッシュ医学博士が、ガンの自然治癒例をはじめて発表して以来、一九〇九年にハンドリーが、さらにトレック（一九五四年）やトロンプ（一九五五年）により、ガンの自然治癒例が四〇〇症例も報告されています。

イリノイ大学の外科医Ｃ・エバーソンとＷ・コールは、一九〇〇年以降に出版された医学誌の中から文献を渉猟《しょうりょう》し、一九六五年までの六十五年間で、科学的にみて確実に自然治癒した症例一七六例について、一九六六年に発表しています。

それによると、

副腎腫……………31
神経芽細胞腫………29
膀胱ガン……………13
大腸および直腸ガン……7

乳ガン……………6
胃ガン……………4
子宮ガン…………4
その他……………82

(Spontaneous regression of Cancer, p.560, W.B.Saunders, Philadelphia & London, 1996)

この一七六例すべてが、何らの医学的治療もなされていないことは言うまでもありません。両博士は、この自然治癒の原因を「偶然」の産物としていますが、その後、ガンの自然治癒に関しては、種々の研究報告がなされています。

一九七四年には、米国のジョンズ・ホプキンス大学医学部で、「ガンの自然治癒」に関する最初の国際会議が開催されましたし、日本でも一九七二年の第三一回日本癌学会総会の「ガンの治療と再発」というシンポジウムで、「自然治癒」の問題が取り上げられました。当時の大阪大学医学部の森武貞教授が、六五五の病院より集めたガンの自然治癒例一五三例について発表されています。

一九九三年には米国の「ノエティック・サイエンス研究所」から、オレガン、ハーシュバーグ両博士により『自然退縮――注釈付き文献目録』が出版されました。これは、一八六五年以来の二〇カ国語の医学誌から、一〇五一症例の腫瘍（良性・悪性ともに含めて）

の自然退縮（治癒）の文献を調べたものです。

このように、科学的に確認された、ガンの自然退縮例はたくさんあるのです。

人間の体内や自然界にある物質がガンを治す

こうした経験的事実は、実験室のレベルで確認されるに至っています。

つまり、ガン細胞に「ある物質」が作用すると、未分化細胞であるガン細胞が正常細胞に戻る、というものです。これを「脱ガン」現象と言います。

骨髄性白血病にかかっているネズミの白血病細胞（ガン細胞）に、同種類のネズミの胎児細胞の培養液、ガン細胞を移植した動物の腹水液、細菌毒素を注射したネズミの血清、人間の唾液や尿などを作用させると、ガン細胞が正常細胞へ逆戻りすることが、実験でわかっていました。パラン博士は、人間の白血病細胞でも同様のことが起こることを実験で突きとめています。

脱ガン作用は、糖タンパク質、デキサメサゾン（副腎皮質ホルモン）、ビタミンD、インターフェロンなどによって起こることがわかってきています。このように、ガンを治す物質が、唾液や尿、ビタミンやホルモン、体の白血球が作るインターフェロンなどの、体内に備わっている物質や、自然界に存在する物質など、身近なところにあるということはまさに驚きであり、また「ガンの自然治癒」が十分に期待できるという希望でもあるわけです。

元京都府立医科大学の近藤元治教授の名著『癌免疫療法』(金芳堂)の中に、次のようなくだりがあります。

「大病院で、手術不可能の進行ガンであると見放された患者が、いつのまにか元気になって医師を驚かせたという話がよくある。初めは、ガンの診断が誤診ではなかったかと、疑問に思われたケースもあったが、病理組織も保存され、間違いなく進行ガンであったと証明しうる自然治癒の症例が、かなりの数にのぼっている。中には、医学に見放されて神仏の加護を願い、そのおかげで救われたと伝えられる例もあるが、いずれにしても、現代の医学では、広い意味で患者の抵抗力が、ガンの発育する力に勝ったのであろうと理解する以外に説明のつけようがない」

話は旧聞に属しますが、昭和五十五(一九八〇)年に開かれた日本癌学会総会で、宮城県対ガン協会の久道茂氏は、世界五九カ国のガン研究者と臨床医二八二人を対象にしたアンケート調査の結果を発表されました。それによると半数の医学者が「ガン制圧が実現する時期は予測できない」としながらも、二三・七%の学者が「ガンの自然治癒」を信じており、「信じない」の一八・一%を大きく上回っていることです。

最先端のガン学者が、「ガンの自然治癒」を肯定的に受け入れているのは、何にもまして、勇気を倍加させてくれるというものです。

第1章

欧米型の食生活がガンを生んだ

1 高脂肪・高タンパク食がガンを増やした

欧米型食生活と病気の関係

あとで詳しく述べますが、結論から先に言うと、全ガンの六五%は食生活とタバコが原因しています。とくにタバコを除くと、ガンの半分以上が食生活に起因しているのです。

第二次大戦後の日本では、肉、卵、牛乳、バター、パンなどに代表される欧米食が崇拝され、農耕民族として穀菜と魚で数千年生きてきた日本人の体の生理には不適当な食生活を自らが取り入れたために、あっという間に、ガンの型が欧米化してしまいました。

つまり、肺ガン、大腸ガン、すい臓ガン、白血病、乳ガン、卵巣ガン、子宮内膜ガン、前立腺ガン、食道ガン、腎臓ガンという欧米型のガンが急激に増加し、旧来の胃ガン、子宮(頸)ガンなど日本型のガンが減少してきたのです。

それと並行してガン死の数は年々、うなぎ登りに増加していき、昭和五十六(一九八一)年以来、日本人の死因の一位を占めていますし、二〇〇三年に三〇万人余りであった死者数は、二〇一〇年には約五〇万人になると統計で予測されています。

図表1　部位別にみた悪性新生物の年齢調整死亡率（人口10万対）の年次推移

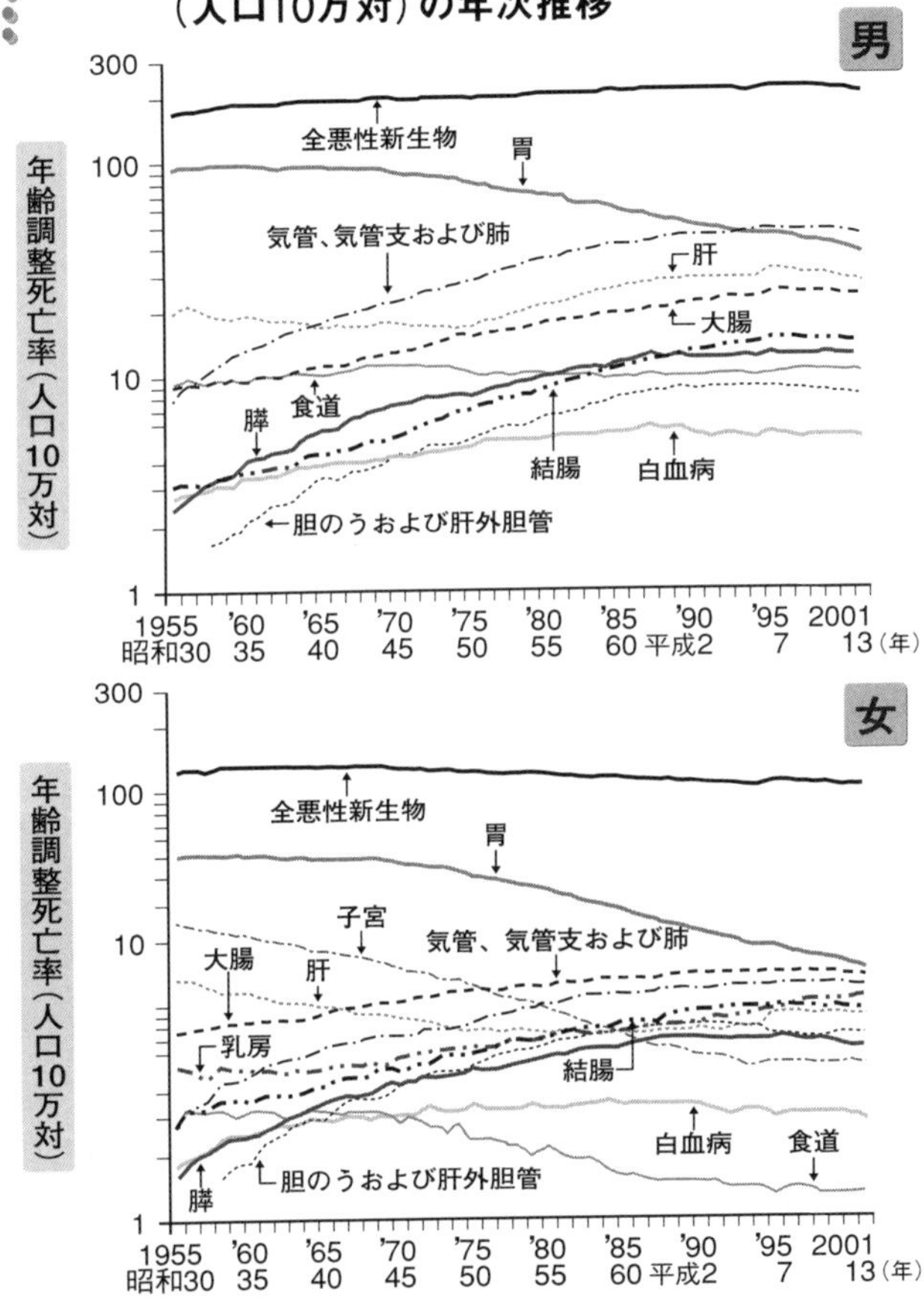

注　1）　大腸は、結腸と直腸S状結腸移行部および直腸とを示す。ただし、昭和40年までは直腸肛門部を含む。
　　2）　結腸は、大腸の再掲である。
　　3）　肝は肝と肝内胆管である。
　　4）　年齢調整死亡率の基準人口は「昭和60年モデル人口」である。

（資料）『人口動態統計』（厚生労働省）

二人に一人がガンで死ぬ時代が来るのです。

さて、図表2を見ていただくと、日本人の食生活は戦後、急激に欧米化していることがよくわかります。昭和二十五（一九五〇）年に比べると、平成九（一九九七）年は肉、卵、乳・乳製品の摂取量がそれぞれ約九倍、八倍、二〇倍にもなっているのです。この食生活の変化（欧米化）が、ガンの型を欧米化させたと断言してよいでしょう。

「欧米型のガン」の総本山アメリカでも、昔から欧米型のガンが多かったのではなく、一九四〇年代頃までは、「日本型」のガンとされる胃ガンや子宮（頸）ガンが多かったのです。

図表3（P30）より、米国人でさえ、一九一〇年に比べて以後、肉、卵、牛乳など高タンパク・高脂肪食の「欧米食」の摂取が増加し、イモや穀類などの炭水化物が減ってきているることがわかります。この事実から、ガンは食生活によってかなり規定されていることがわかります。

そもそも日本に従来多かった胃ガンは、焼き魚の中にタンパク質が焼かれてできたトリプ1-P、トリプ2-Pなどが生じることにより起こるとされるし、肝臓ガンは、日本特有の湿気の中で育つアスペルギルス・ベルジカラーというカビが作り出すスティグマトチスチンが発ガンの原因とされています。また、子宮頸ガンは、局部の不潔と関係があるとさ

図表2　日本人の食生活の変化

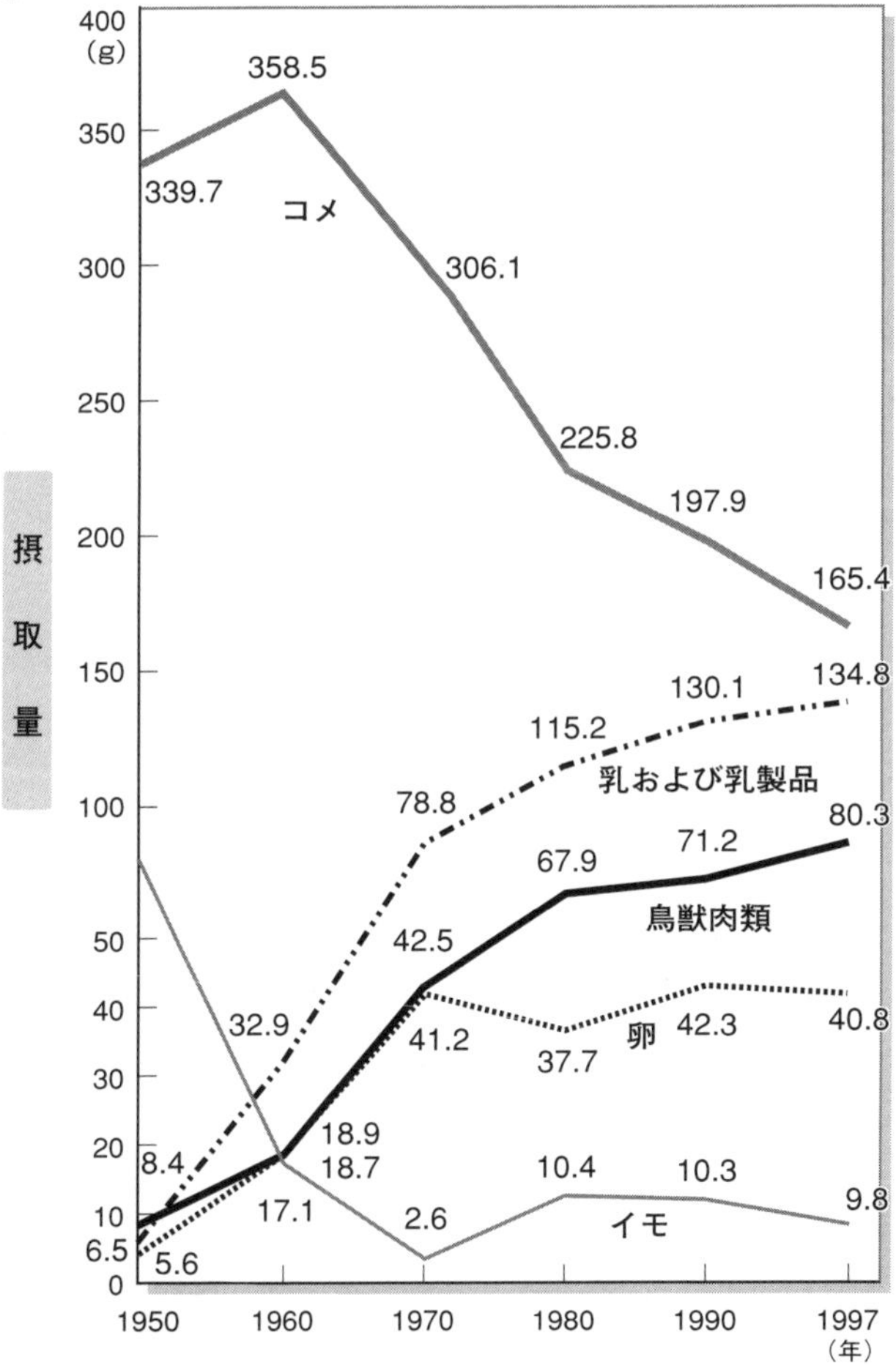

（資料）『国民衛生の動向2001年版』（厚生統計協会）

図表3　アメリカにおける食習慣の傾向

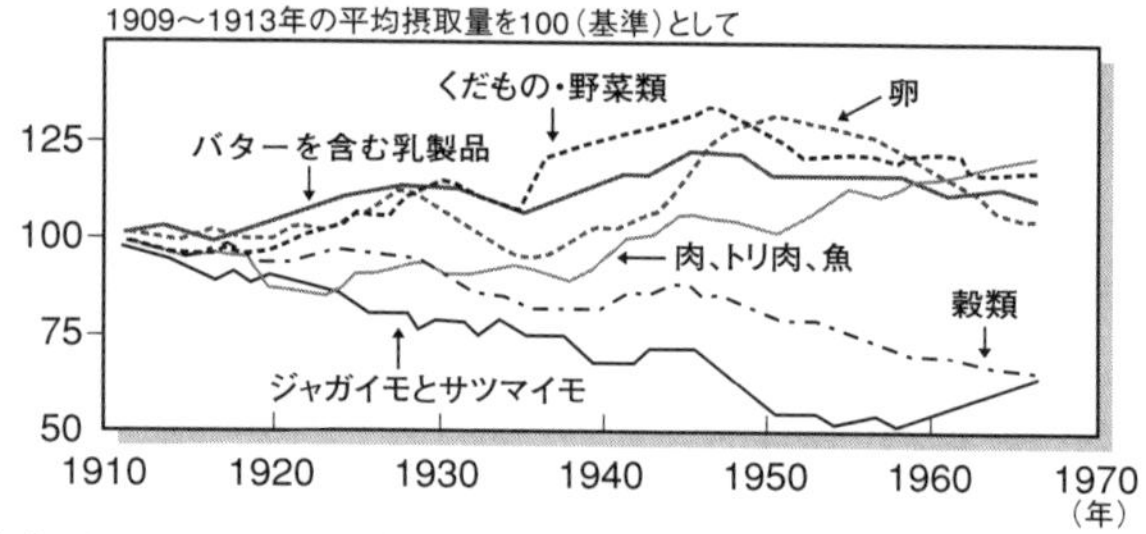

図表4　アメリカにおける臓器別にみたガンによる死亡率の比較（男性）

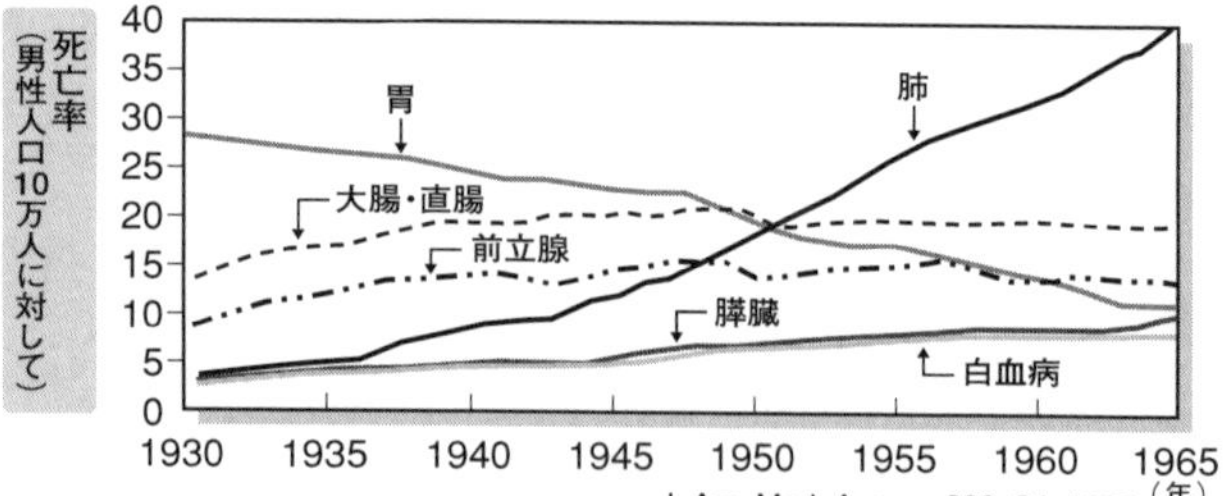

—J. Am. Med. Assoc., 203, 34, 1968

図表5　アメリカにおける臓器別にみたガンによる死亡率の比較（女性）

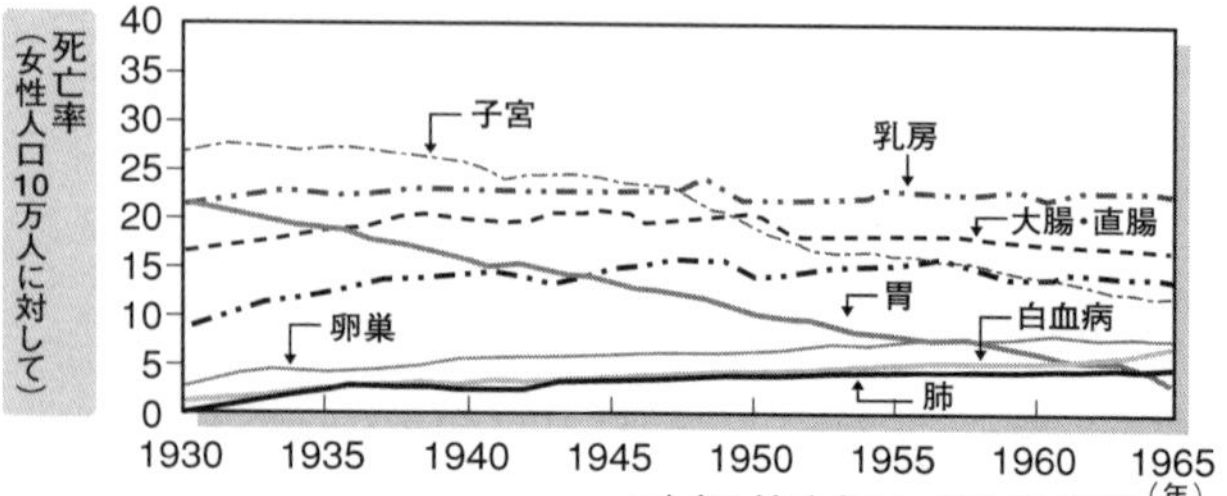

—J. Am. Med. Assoc., 203, 34, 1968

れ、売春婦や、生涯風呂に入る習慣のないネイティブ・アメリカンのある部族の女性に多いということがわかっています。

日本に冷蔵庫が普及してから、塩漬けにした焼き魚を食べる習慣が少なくなったことが、胃ガンを減らす原因になり、内風呂が普及したことが、子宮頸ガン減少につながったとされています。

しかし、高脂肪・高タンパク食の摂取により、いわゆる欧米型のガンが激増してきました。脂肪を消化するためにたくさんの胆汁が分泌され、それが腸内の悪玉細菌（ウェルシュ菌、大腸菌など）により分解され、デヒドロコール酸やリトコール酸という発ガン物質に変わり、便秘により大腸粘膜に長い間刺激が加わると大腸ガンになるとされます。

コレステロールの摂取過剰は女性ホルモンや男性ホルモンの体内合成を促進し、女性の場合、乳ガン、卵巣ガン、子宮体ガンを、男性の場合、前立腺ガンを誘発させることがわかっています。

他に、肺ガン、すい臓ガン、腎臓ガン……などの欧米型ガンも動物性脂肪の摂取と比例して発生しやすくなることも今や常識です。

このようにみてくると、ドル博士（Ｐ196参照）らが指摘しているように、主婦連や環境保全団体など一部の人々が大騒ぎしている食品添加物や工業生産物、公害汚染物の影響はいずれも二％以下と非常に少ないことがよく首肯《しゅこう》できます。つまり、毎日の食生活がいかに大切かということです。もっと言えば、肉、卵、牛乳、バター、マヨネーズ……などの高脂肪・高タンパク食がいかにガン発生に影響しているかという点です。

米国上院が報告した栄養の目標

この点に、より早く気づいたのが、やはりアメリカです。

米国上院の栄養問題特別委員会が、米国の医学者や栄養学者に、全世界の食生活と病気の関係を研究させてできた結論より出された一九七七年二月の“dietary goals（栄養の目標）”は、マクガバン上院議員が、涙ながらに「われわれはバカだった。殺人食、造病食を食べていた」と言いながら発表したことであまりにも有名です。つまり、米国の食生活が、世界最上のものと信じていたのに「心臓病、脳卒中、ガン、種々の慢性病などの〝殺人病〟の元凶だった」と気付いたくやし涙であったわけです。

この「栄養の目標」を日本語訳（原文はP36の註参照）すると次のようになります。

人間と栄養の必要性に関する上院の委員会は、米国に向けて、「栄養の目標」を提案いたします。その目標というのは、次の六項目です。

①エネルギー摂取量の五五ないし六〇％を炭水化物（穀物）の摂取で占めるようにする
②エネルギー摂取量の三〇％に脂肪の摂取を減らす
③食事中の脂肪の飽和脂肪酸と不飽和脂肪酸の割合を半々にする
④コレステロールの摂取量を一日三〇〇㎎以下にする
⑤砂糖の摂取を四〇％以下とする
⑥一日の食塩摂取量を三ｇに減らす

この目標は、くだもの、野菜、未精白の穀物、トリ肉、魚、脱脂粉乳、植物油の摂取を増やし、逆に牛乳、肉、卵、バター、砂糖や食塩や脂肪を多く含む食物の摂取を減らすことによって達成されうる。

ガン患者に初診の時、「あなたは、肉や卵や牛乳など欧米食をたくさん食べていませんか」と尋ねると、ほとんどの人が「いやあ、そんなに食べているとは思えません。人並みです」と答えられます。

「人並み」ということは、本来の日本人の食生活からすると、八倍から二〇倍もの欧米食を食べていることになり、明らかに過剰なのです。ガンにならないのが不思議であって、ガンにかかって当たり前とも言えるのです。

本当の栄養学とは歯の形が決める食性である

そもそも、地球上の動物の食性は、その動物がもっている歯で規定されています。

ライオンやトラは肉食用の尖った歯しかもっていないので、肉しか食べないのです。こうした肉食動物に、人間の栄養学で言われる野菜（草）をうんと食べて血液の酸・アルカリのバランスをとらないといけないという理論は通用しません。

対照的に、あれだけ大きな体をもつゾウ、キリン、サイなどの草食動物は、草食用の平たい歯しかもっていないゆえに、草しか食べません。

ヒトの歯を見てみましょう。三二本の歯は、

二〇本（六二・五％）……臼歯（穀物をくだく臼《うす》の形をしている）

八本（二五％）…………門歯（くだものや野菜をがぶりとかみつく歯）

四本（一二・五％）……犬歯（むき出して敵をおどしたり、肉や魚介を食べる歯）

の三種類でできています。

膨大な資料と調査から発表された米国上院の栄養問題特別委員会の「エネルギー摂取量の五五ないし六〇％を炭水化物（穀物）で摂取するように」という結論と奇しくも符号しているのです。

こう考えると、人類はもともと穀菜食に、時々、小動物を食べるという食性をもってこ

の地球上に存在してきたことがわかります。ヒトに一番近縁のチンパンジーやゴリラは、バナナ、リンゴ、竹の皮、イモなどが主食で肉食は一切せず、ものすごい筋力を有しています。チンパンジーで握力二〇〇kgもあるというのですから、ゴリラの力は計り知れないでしょう。

穀菜食であるべき人類の祖先が、北のほうへ移動していき、今のヨーロッパに住みつくようになると、くだものはほとんどないし、野菜（草）も採れる季節が限られています。農耕にも向いていない気候と土壌です。そうなると、動物を獲ってきて食べるか、そのうちに、動物を飼いならして家畜化して放牧し、土の中にわずかに生えている草の芽や石の下にあるコケなどを食べて大きくなった家畜を殺して食肉にしたり、家畜の乳を搾って牛乳や羊乳にして飲んで生命を永らえる方法しかなかったのです。

肉が胃腸（腑《ふ》）の中に入ると（臓）、文字どおり腐ります。だから、食物をなるべく早く排泄するために腸が短くなり、それを収めている胴も短くなって、短胴・長足のヨーロッパ人ができ上がったと考えられます。そうしたヨーロッパ、とくにドイツで基礎が作られた、カロリー、タンパク、脂肪、炭水化物、ビタミン、ミネラルのバランスが大事という栄養学――人間の細胞はタンパクで作られているので、良質の肉のタンパクを食べなければ健康になれないとする栄養学的迷妄が、米国の「栄養の目標」で言われているガン、脳卒中、心臓病などの殺人病を作ってきた、と考えてもよいでしょう。

こう考えてくると、「栄養のバランス」などというのは、机上の空論であって、本当の「栄養学」というのは「歯の形が決める食性」ということになります。

つまりは、米国上院の「栄養の目標」に掲げられている食生活とほとんど一致するのです。

(註)

「The Senate Select Committee on Nutrition and Human Needs has proposed "dietary goals" for the United States. These goals are : ① increase carbohydrate intake to account for 55 to 60% of energy intake ; ② reduce fat consumption to 30% of energy intake ; ③ modify the composition of dietary fat to provide equal proportions of saturated, monounsaturated and polyunsaturated fatty acids ; ④ reduce cholesterol consumption to 300 mg/day ; ⑤ reduce sugar consumption by 40% ; ⑥ reduce salt consumption to 3g/day. The goals are to be achieved by increasing the consumption of : fruits, vegetables, whole grains, poultry, fish, skim milk, and vegetable oils ; and by decreasing the consumption of whole milk, meat eggs, butterfat, and foods high in sugar, salt, and fat」

2 欧米型文明食がもたらした欠陥

タンパク質の摂取量が少ないと、ガンと無縁でいられる

リジンやアルギニンなど動物性タンパクに含まれているアミノ酸から、腸内細菌の働きでアミンが作り出されます。このアミンは飲料水や野菜、また人の唾液に含まれている硝酸塩と反応して、強力な発ガン物質であるニトロソアミンが合成されるのです。

同じく肉に含まれるトリプトファンも腸内細菌の働きでアミン、インドール、スカトール、アンモニアなどの発ガン性をもつ物質に変えられます。インドールは、悪性リンパ腫や白血病の一因として注目されています。

逆に、一九六六年、マクリーンは「ある一定期間超低タンパク食を与えると、発ガン物質から肝臓が庇護される」ことを動物実験で証明しています。

欧米人は、一人一日当たり一五〇gから二五〇gの肉を食べますが、人口一〇万人当たりのガン死亡率は、一五〇人から二二〇人と肉食の量とほぼ比例しています。逆に、旧フンザ王国（パキスタン北部）の人々、ユカタン半島（メキシコ）のインディオ、東インドの

トーダスの人々はタンパク質の摂取量が極端に少なく、ガンとはほとんど無縁の生活を送っています。

牛乳は栄養食品と言えるか

牛乳は、ほぼ完全栄養食品であり、とくに日本人の食生活に不足しがちなカルシウムやビタミンB_2が存分に含まれているので、毎日飲むべきだと推奨されていますし、学校給食で牛乳が嫌いな子どもは、先生から叱られるのが常です。

しかし、少し冷静に考えてみますと、野生の動物の世界では離乳期を過ぎた成獣で乳を飲んでいるものはいません。なのに、動物の骨粗鬆症《こつそしょうしょう》などは聞いたことがありません。

そもそも、牛乳は仔牛を短期間で驚くほど成長させるほどの栄養を含んだ仔牛のための完全栄養食品です。

人間は赤ちゃんで生まれ、白ちゃんで死にます。赤ん坊は赤血球も多く体熱も高いので赤いのですが、年をとってくると白髪、白内障になり、体が冷えてきます。雪が白いように、白は冷える色です。冷えると地球上のあらゆる物体が硬くなります。そのため年をとると動脈硬化、心筋梗塞、脳梗塞……など「硬く」なる病気になりますし、非常に「硬いかたまり」であるガンもその例外ではありません。

図表6　乳糖を消化できる成人の割合の人種差

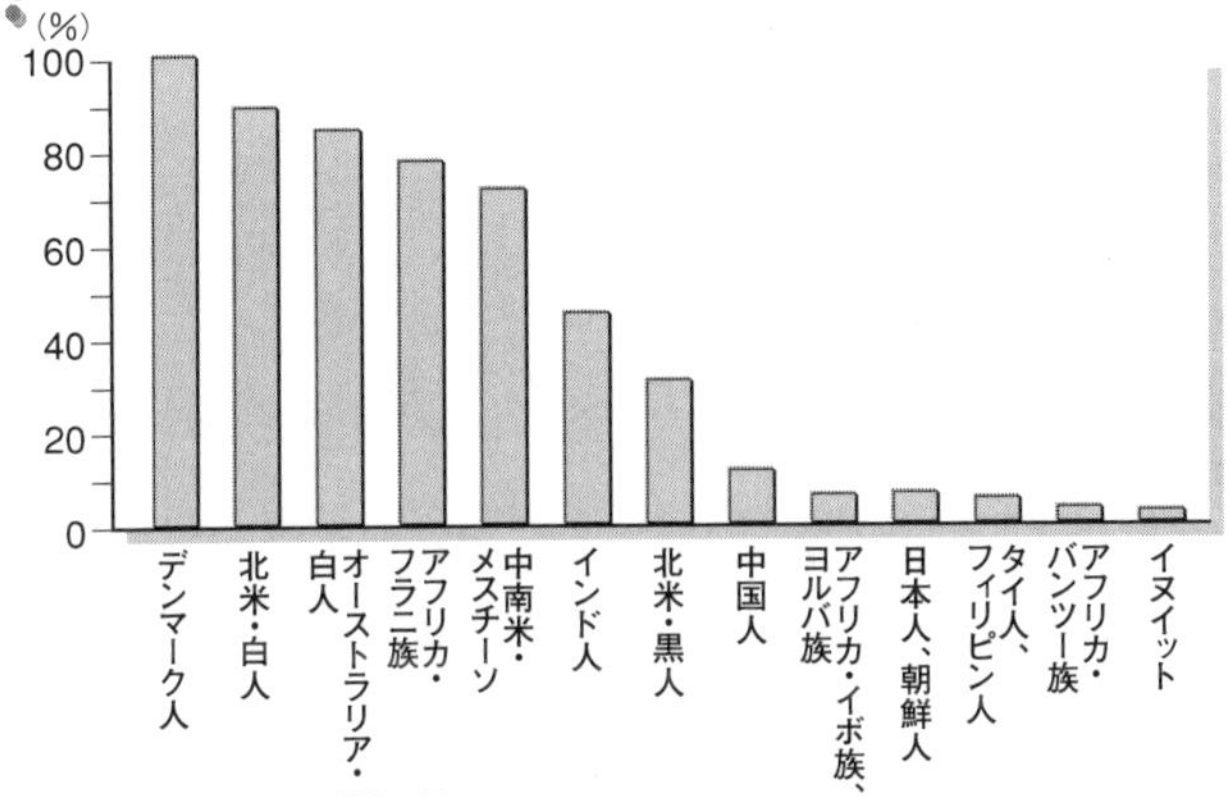

（資料）「臨床栄養」第53巻第6号

真っ白い色をしている牛乳は、体を冷やす作用が強いので、体熱の高い赤ちゃんにはよいのですが、体温が低く、冷え（＝硬い）の病気になっている老人が飲むと、下痢するわけです。このように、体を冷やすことが牛乳の第一のデメリットですし、あまりに栄養があるゆえに、ガン、脳卒中、心臓病、痛風、胆石、脂肪肝などの栄養過剰病で苦しんでいる現代文明人にとって、「栄養食品」である牛乳が果たして必要なのかという問題があります。

次に、農耕民族であるアジア人が、牧畜民族のヨーロッパ人が〝栄養〟としてきた牛乳をそのまま受け入れて、ヨーロッパ人と同じように〝栄養〟になるのか、という問題もあります。日本人をはじめ、アジア人は、牛乳を飲むと下痢をする、という乳糖不耐症の人がかなりいます。この点に関しては図表6のように、日本人、朝鮮人などのアジア人の成人には、乳糖を消化する酵素が存在しないことが明らかにされています。そのため、「牛乳を飲んでも消化しないので、何にもならない」などと極論する医学者もいるくらいです。

こういう点から考えて、牛乳＝栄養食品と考えるのは危険ですし、陰性体質（冷え性）でガンになっている人が、牛乳を飲用するのも、問題があると言えるでしょう。

脂肪がガンを作りやすくする

高脂肪食を食べると胆汁の分泌を促し、その結果、胆汁酸が腸内細菌の働きでデヒドロコール酸という大腸ガンの発ガン物質に変化します。

乳ガン、子宮体ガン、卵巣ガン、前立腺ガンなど、ホルモンに支配されている臓器のガンは、女性ホルモンの過剰や男性ホルモンの過剰で誘発されます。高脂肪食を食べると、ある種の腸内細菌が、コレステロールを素材として女性ホルモン（または男性ホルモン）を作り出し、上記のガンを作りやすくすることがわかっています。

キャロル（一九七五年）は「高脂肪食は、ガン患者の生命を短縮させる」、ベッグ（一九五一年）は、「高脂肪食を無理に食べさせると、ガン患者の症状悪化に拍車をかける」という研究結果を発表しています。

欧米型のガンである大腸ガン、乳・卵巣・子宮内膜など女性特有のガン、前立腺ガンなどの原因は、これまでの説明で高脂肪や高タンパクであることがおわかりいただけたと思います。また、同じく欧米型のガンである腎臓ガンや膀胱ガンも、肉食過剰と比例して発生してきます。タンパク質の最終産物である尿素などの老廃物は、腎臓で濾過され、膀胱に貯えられて尿として排泄されるのですから。

欧米人に比べて四倍以上も喫煙者の割合が多い日本での肺ガンの発生が、欧米人の四分の一というのは、肺ガンが喫煙や大気汚染だけを原因として起こってくるものではないことを示しています。肺は、呼吸作用を営んでいるだけではなく、プロスタグランディン（血管拡張、血圧降下、胃腸の刺激など多様な生理作用をもつ脂肪酸）などの不活化や抗アレルギー物質のヒスタミンの貯蔵や放出を行うなど、さまざまな代謝活動をしており、とくに脂肪代謝にも深くかかわっています。それゆえ、高脂肪食が肺の負担を増し、肺ガンの要因になることは大いに考えられることです。

日光に当たると皮膚ガンになるという説も、高脂肪食の欧米人に限っての話で、メラネシアやアフリカの現地人には当てはまらないのと同じで、肺ガンも高脂肪食に、喫煙や大気汚染などの要因が加わると、起こりやすいと言えるようです。

肉、卵、牛乳、バター、マヨネーズ、ベーコン、精白米や白パンなどの精白食品に共通する現象として、高脂肪、高タンパク、高炭水化物という面があることについては、今まで述べてまいりました。しかし、もう一つの側面から、こうした「欧米型の文明食」を見ると、ビタミン・ミネラルなどの微量栄養素や食物繊維が不足している欠陥食ということが言えます。

白米や白砂糖は「ミネラルとビタミン泥棒」

ごく微量で、体内のさまざまな化学反応を調節しているビタミンやミネラルが不足すると、体の代謝が乱れ、細胞に異変が起こってもおかしくありません。つまり、発ガン遺伝子を有している細胞の核の中の染色体に異常をきたしたり、細胞の規律性を保っている細胞膜に変化をきたしたりという、発ガンを誘発する変化などです。

また、ビタミン・ミネラルなどの微量栄養素は、人体内で行われている何万、何十万という化学反応を営む触媒となる酸素や補酵素の構成成分となっています。

そのため、ビタミン・ミネラルが不足すると、体内の化学反応が十分に行われず、中間代謝産物の酸毒物質、中毒物質などの老廃物を産生し、血液の汚れを作ることになります。

たとえば、炭水化物（白米、白パン）などが、体内で利用・燃焼されて、エネルギーが産生される時には、ビタミンB_1、B_2、ニコチン酸、B_6やカリウム、亜鉛、マグネシウムなどのビタミン、ミネラルが必要です。

玄米や玄麦の中には、こうしたビタミンやミネラルが豊富に含まれているため、体内でスムーズにエネルギーが産生されます。

しかし、白米、白パン、白砂糖などの精白食品が、体内でエネルギーを産生するにあたって、まずビタミンB_1が不足することで糖代謝が十分に行われず、中間代謝産物の焦性ピルビン酸という猛毒の強酸性物質が出現し、血液を猛烈に汚してしまいます。一事が万事で、ビタミン、ミネラルなどの微量栄養素が一つ足りないだけでこうなのですから、「生命のない」「精白した」不完全食品の害は、まさに計り知れない、と言ってよいでしょう。

これまでの研究で、明らかに言えるビタミン、ミネラル欠乏による発ガンの危険性について、一覧表（P44〜45頁）にまとめてみました。

ビタミン・ミネラルの欠乏と発ガン

米国のジョン・リチャードソン博士は「ガンは特殊なビタミンの欠乏症であり、ガンは

ビタミン・ミネラル	欠乏による一般症状	欠乏によるガン発生	含まれる食物	備　考
コリン	脂肪肝	肝臓ガン	豆類、卵、レバー	
C	免疫力の低下、壊血病（感染、出血、骨の脆弱化）	胃ガン他あらゆるガン	パセリ、ピーマン、シソ、イチゴ、サツマイモ、ミカン、もやし、ダイコン	発ガン物質の解毒、ニトロソアミンの生成阻止
E	生殖能の異常、老化促進、動脈硬化、免疫能の機能低下	あらゆるガン	米ぬか油、小麦胚芽油、玄米、トウモロコシ	抗酸化作用
カルシウム	骨歯の脆弱化、精神不安定、心筋の機能低下	血液を酸性に傾け、ガンの発生を促す	小魚、胚芽、黒砂糖、海藻、アーモンド、ゴマ、みそ、豆腐、豆類、とうがらし	
ヨード	粘液水腫（むくみ、動作不活発、記憶力低下）	甲状腺腫、甲状腺ガン	海藻、魚介類	
亜　鉛	発育不良、糖尿病、皮膚病、精力低下	すい臓ガン	レバー、カキ、胚芽	
セシウム	成長不良、老化促進	いろいろなガン	タマネギ、ニラ、ニンニク	抗酸化作用が強い
鉄	貧血	胃ガン	ハチミツ、黒砂糖、小豆、ノリ、黒ゴマ、ホウレンソウ	

図表7　ビタミン・ミネラルの欠乏によるガン発生

ビタミン	欠乏による一般症状	欠乏によるガン発生	含まれる食物	備　考
ビタミンA	とり目、乾燥肌	肺・気管支、食道、腎臓、膀胱のガン	ウニ、ウナギ、シソ、ホウレンソウ、パセリ、ニンジン、浅草ノリ	
B_1	脚気	ワラビを混ぜたエサでネズミを飼うと、腸や膀胱にガン発生	落花生、大豆、小豆、そば、小麦胚芽、ニンニク、玄米	シダやワラビに含まれるアノイリナーゼでB_1は破壊される
B_2	肝障害、口内炎、皮膚炎	肝臓ガン発生の一因	玄米、小麦胚芽、納豆、豆類、どじょう、すじこ、しいたけ	肝臓の解毒酵素の活性を増す
B_6	肝障害	膀胱ガンをはじめ種々のガン	レバー、豆類、魚類、酵母、玄米	B_6はタンパク合成に関与し免疫物質の産生を促す
パントテン酸	抗体産生低下、白血球の貪食力低下	ビタミンB_2、ニコチン酸、パントテン酸のうち1つ以上欠乏するとガンになりやすい(ウォールバーグ博士)	玄米、小麦胚芽、納豆、ウナギ、卵	抗体産生低下、白血球の貪食力低下
B_{15}(パンガミン酸)	脂肪肝	欠乏すると細胞組織での酸素利用の低下が起こり、ガンにかかりやすくなる	植物種子、酵母、レバー	
B_{17}(レトライル アミグダリン)		あらゆるガン	アンズ、プラム、桃、サクランボ、リンゴの種子	独のニーパー博士、米のクレブスJr.バーグ両博士らがB_{17}療法で、ガン治療に実績
葉　酸	悪性貧血、免疫力の低下	免疫力低下による種々のガン発生の素地を作る	緑葉野菜、レバー	

いくつかの自然のビタミンが欠如した加工食品によって生活している文明諸国に著しく多い」と言っています。

ガンのすべてが、ビタミン欠乏から来るということではなく、ビタミンを含めた種々の微量成分の不足が、ガン発生に大きく関与していることを指摘しているのだと思われます。

体内に存在する元素は一〇〇種類近くあり、そのうちで一番多い酸素（O）、炭素（C）、水素（H）、窒素（N）が炭水化物、脂質、タンパク質のいわゆる有機栄養素の成分となっています。この四元素を除いた微量の元素を一括して無機質（ミネラル）と称します。

微量ですが、体内で、

①浸透圧やpH（ペーハー）の調節をする、カリウム、ナトリウム、リン、クロール

②有機化合物の成分となる、リン、鉄、コバルト、マグネシウム

③骨や歯の成分となる、リン、カルシウム、マグネシウム

④酵素を賦活《ふかつ》する作用を有する、カルシウム、銅、マンガン、亜鉛

など、重要な働きをしています。

タンネンバウム博士は、「食事中のミネラルのバランスがとれてさえいれば、発ガンの

危険性はない。しかしそのアンバランスは発ガンの要因となる」とさえ言っています。

微量栄養素であるビタミン類やミネラル類は、それらを含んでいる食物の摂取不足によって、体内に不足（欠乏）をもたらすこともあるが、精白食物や動物性食物を摂りすぎ、それらが体内で消化、代謝される時にビタミン・ミネラルが消費されることによって、欠乏を起こすこともあるのです。だから、十分な量のビタミン、ミネラルを摂取しているつもりでも、高脂肪、高タンパク、高炭水化物（糖質）の摂りすぎで、結果として不足することがあることを頭に入れておく必要があります。

白米や白砂糖は、B_1、B_2、ニコチン酸、B_6、パントテン酸やカリウム、鉄、亜鉛、マグネシウムなどの種々のビタミンやミネラルを体の中の組織や細胞から奪い取って利用します。そのため、白米や白砂糖などの精白食物は「ミネラル、ビタミン泥棒」と呼ばれているのです。また、食欲のない重症患者に用いられる高カロリー輸液を長い間続けると、体内の亜鉛を消費し、難治性の湿疹ができることがあります。

このように、高栄養（高タンパク、高脂肪、高炭水化物）が、ビタミン・ミネラル不足＝栄養失調を作ることが、現代文明病の大きな原因を占めているのではないでしょうか。現代のガンの原因も、案外そういうところにあるのかもしれません。

米国の農務省や保健省が「アメリカ人の五〇％が栄養失調である」と発表しています

が、これは「栄養過剰の栄養失調」のことで、ガン大国と化した現在の日本でも全く同じことが起きていると言えましょう。「栄養」が文字どおり、人体を「養って栄えさせる」ことができれば、「病気」「ガン」など存在するはずはないのですから。

第2章

すべての病気は「血の汚れ」から生じる

1 「原因不明」の病気の正体

瘀血について

東洋医学に「万病一元血液の汚れ」という概念があります。あまりに抽象的、観念的な言葉のために、万病には同数の病因があると考える科学的な現代医学からは、全くかえりみられない概念です。というよりは、荒唐無稽な言葉として、医学者には嫌悪の感情すらもたれる言葉だと思われます。

しかし科学的であるはずの現代医学に、何と「原因不明」の病気が多いことでしょう。慢性関節リウマチ、クローン病、潰瘍性大腸炎、シェーグレン症候群、特発性血小板減少症……などの自己免疫疾患をはじめ、ガンにしても、発ガン物質や発ガン要因に関しては、これまで述べたようにたくさん発見されていますが、かといって、あるガン患者の発ガンの原因を特定することは、現代医学では到底できません。

一事が万事で、現代医学で言う病因は「あってなきが如し」のものです。

その点、東洋医学で言う「血の汚れ＝瘀血《おけつ》」を突きつめていくと、かなり具体的な事象が明らかになってきます。

漢方医学で言う「瘀血＝血の道症」を現代医学的に解釈すると、「静脈系の血行不順」である、と言われます。

そのため、顔色が赤紫色がかっている、掌が赤い、歯ぐきに茶ないしは紫の色素沈着がある、あざが出やすい……など外見的な所見や、足が冷えて上半身がのぼせる、肩こり、頭痛、めまい、耳鳴り、動悸、息切れ、神経痛、生理不順、生理痛……などの自覚症状も、瘀血の兆候とされています。

こうした症状は、血液（静脈）の循環が悪いから起こるとされていますが、突然死する人の八〇％以上が脳血栓や心筋梗塞であり、突然死した男性の九〇％以上に、死亡する一週間から一カ月前に、上記に示した瘀血のサインがあった、というデータもあります。

突然死した人の体内には、血液中に中性脂肪やコレステロールが多く、動脈硬化を起こしていた、という血液成分上の問題や器質的変化も当然存在していたと考えられます。

つまり瘀血とは、「血の循環が悪い」という機能的なものと「血液の成分に異常がある＝汚血」という、二つの面を表わしているわけです。

「汚血」を現代医学的に解釈してみると、こうなります。

血液を容器に入れて放置しますと、下のほうには、血液中の有形成分である赤血球、白

図表8　血液の成分

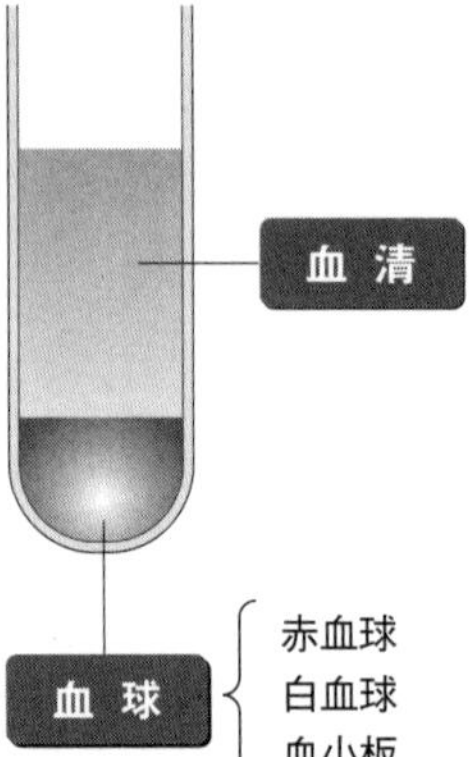

血清：
- 水
- タンパク
- 脂肪（コレステロール、中性脂肪その他）
- 糖
- 酵素（GOT、GPT、LDH…）
- ビタミン（A,B群、C、D、E…）
- ミネラル（鉄、カルシウム、亜鉛…）
- 老廃物　尿素窒素／クレアチニン／尿酸
- ホルモン

血球：
- 赤血球
- 白血球
- 血小板

血球、血小板が沈んできます。

上のほうは、透明近くに澄んできますので、血清といわれます。

この血清の中の九〇%は水分ですが、残りにタンパク質、脂肪（コレステロール、中性脂肪など）、糖分、酵素（肝臓より出るGOT、GPT、LDH、LAP、ALP、γ《ガンマ》-GTP、すい臓より出るアミラーゼ……など）や、各種ビタミン（A、B類、C、D、E……）、各種ミネラル（鉄、カルシウム、ヨード、亜鉛……）、老廃物（タンパク代謝の最終産物である尿素窒素、クレアチニン、尿酸）、各種ホルモン……等々、食物から栄養素として取り入れた物質や、内分泌臓器より分泌されるホルモンや体の各細胞が生活現象（代謝）を営んだ後に排泄したものなどが含まれているわけです。

血球は、骨髄の中でできた赤血球、白血球、血小板などです。

こうした成分が血液中に多いとか少なすぎるとかが、東洋医学でいう〝血の汚れ〟ではないかと私は思っています。

現代医学では、高タンパク血症、低タンパク血症、高脂血症、高血糖（糖尿病）、低血糖、GOT・GPT・LDHなどの高値（肝障害）、尿素窒素・クレアチニンの高値（腎臓病）、尿酸の高値（痛風）……などという診断をつけますが、これらすべてが東洋医学で言う汚血の範疇《はんちゅう》に入るのです。

私たちの体内は老廃物でいっぱい

私が、伊豆の山の中に、ニンジンジュースだけを飲んでもらってダイエットする保養所を始めて、約二十年が過ぎました。その間、二万人近くの人々がジュース・ダイエットにおみえになりましたが、一週間から二週間のダイエット中にほとんどの人々が、口臭、目やに、発疹、黒い宿便、汚い喀痰《かくたん》、濃い尿……などの排泄現象が表われてくるのを経験されます。現代医学でいう、今述べた検査値に全く異常がない人にも、こうした排泄現象が起こります。検査値に異常がある人は、その排泄現象はなおさらひどく、自分の口臭で部屋がくさくなり、「部屋を替えてくれ」と言う人もいらっしゃるほどです。

つまり、私たちの体内には、現代医学ではまだ発見されていない、種々の老廃物がたくさん存在していると推測できるのです。

こうした老廃物は、肉や精白食の摂りすぎで体内に生じる酸毒物や中毒物質、それに過食によって十分消化・燃焼されずに生じた中間代謝産物、余剰物、運動不足で生じる不完全燃焼産物、ストレスがかかり、交感神経が緊張することで副腎髄質より出現したアドレナリンにより誘発される過剰の糖や脂肪酸……などが考えられます。

2 血液が汚れると体はどう反応するか

発疹は血の中の老廃物を捨てる現象である

酸毒物、中間代謝産物、中毒物質をいっぱい含んだ血液が全身を巡り、全身の細胞に吸収されていくと、全身の細胞はこうした老廃物のために、代謝障害を起こしたり、種々の病気を起こします。

私たちが、せっかくきれいな水と清潔な食物を食べようと思っている時に、どぶ川の水と腐った食物を食べさせられるのと同じです。

そのため、体の自然治癒反応が働き、こうした老廃物を排泄したり、一箇所に固めようとする反応が起きます。

お菓子やケーキを食べ過ぎると、吹出物が出るように、体内に老廃物が過剰になり、血液が汚れると、全身の皮膚から老廃物を捨てようとします。皮膚は、発汗現象の一つを見ても立派な排泄臓器であることがわかります。

梅毒やはしかなど、発疹を伴う病気で、発疹がひどいほど内臓の病気は軽くてすむというのは常識ですが、あらゆる皮膚病は多かれ少なかれ、このような意味をもっています。「皮膚は内臓の鏡」と言われるように、皮膚がキレイな人は、内臓も健康ということになります。

せっかく悪いもの、老廃物を皮膚を通して捨てようとするのに、西洋医学的には皮膚の上からステロイド剤や抗ヒスタミン剤を塗ったり、また発疹という排泄現象そのものを止めてしまうような内服薬で〝治療〟します。

皮膚病は、血液中の老廃物をどんどん外に出してこそ治るのに、体の自然の反応とは逆の療法をするからこそ、「皮膚病の三ない」つまり「わからない」「治らない」「死なない」などということが言われるのです。

発熱や炎症は血液の汚れを燃やし、きれいにする反応

死ぬ病気以外で、私たちが一番多く経験する病気が、扁桃腺炎《へんとうせん》、鼻炎、気管支炎、肺炎、膀胱炎……など「炎」のつく病気で、炎症と言われます。英語でも inflammation と言い、flame は「炎」の意味です。

炎症は、細菌、ウイルス、真菌などの病原菌で起こるので、お医者さんも一般の人も、抗生物質で病原菌を殺そうとします。

しかし、本当は病原菌に対して恩を仇で返すような大変な恥知らずの行為なのです。私たち人間が地球に出現したのは約三百万年前と言われます。しかし、細菌などは、三十億年も地球上に棲息していて、私たち人間より生物としては大先輩です。しかも、細菌は地球上の余分な物、不必要な物、死んだ物を分解して土に戻してくれる重要な使命をもって地球上に存在しています。もし、細菌が地球上にいなかったら、死んだ動物の死骸も腐らず、倒れた樹木もそのままで、地球上は死体の山でいっぱいになり、次の世代の動植物が生きていく場所がなくなるでしょう。

そう考えますと、細菌は地球上の不要な物を処理する掃除屋なのです。

その細菌が、体の中に入ってきて炎症を起こすのは、体の中、血液の中が汚れているからに他ならないでしょう。血液が汚れていると、血液中の老廃物を、肺から痰として、腎臓《じん》から尿として排泄してきます。排泄が間に合わない時に細菌が、肺や気管支、膀胱や腎盂《う》に侵入し、老廃物を燃やしてくれるのが炎症と考えてよいでしょう。私たちが、日常生活でできたゴミを焼却するのと全く同じです。

肝臓から十二指腸のほうに注がれる胆汁に余剰物と老廃物が多ければ、細菌は胆管や胆《たん》嚢《のう》へもぐり込んで胆嚢炎を起こします。あらゆる臓器の炎症（〜〜炎）が、これと同じ理屈で起こっていると考えてよいでしょう。

風邪のことを英語でcommon coldと言いますが、体が冷えると、三六・五℃の体温で行われていた体内の数限りない代謝が低下して、老廃物が産生されます。その燃焼・焼却のために風邪のウイルスが入ってくる、と考えてよいでしょう。

西洋医学ではこうした炎症に対して、抗生物質で病原菌を殺し、せっかく出している熱を解熱剤で下げようとします。

そのうちに、巨額の投資で開発したある抗生物質に対して、抵抗性をもつ細菌（効かない細菌）が出現して、また他の種類の抗生物質の開発が必要になる……という「いたちごっこ」が繰り返されているのが医学界の現実です。最近は、ＭＲＳＡ（メチシリン耐性黄色ブドウ球菌）という、一切の抗生物質が効かない細菌も出現し、これに感染すると治療の手だてがなく、非常に治りにくい、ということで医療関係者をパニックに陥れています。細菌の人間に対する「しっぺ返し」と考えてよいでしょう。

その点、漢方医学では、風邪に対してはニッキ、シャクヤク、ナツメ、ショウガ、マオウ、クズの根……など、体を温める成分の入った葛根湯《かっこんとう》を用います。民間療法でも、熱いショウガ湯、熱い梅醤番茶、卵酒（日本酒熱かん五〇ccに卵一個を入れたもの）、梅干しの黒焼きに熱いお茶、ウイスキーのお湯割りにレモンを搾るレモンウイスキーなど、発熱した時は、むしろ熱を補ってやるような療法で効果を上げています。

抗生物質と解熱剤で治療した炎症疾患（風邪、気管支炎など）は、長引いたり、ぶり返すことが多いのですが、体を温める民間療法で治した炎症疾患は、ぶり返すことはまずありません。なぜなら、発熱や炎症は血液の汚れを燃焼して、浄化している反応なのですから。

食欲不振は自然治癒力の原動力

また、発熱すると食欲不振を伴うことが常です。この時は、一般の人たちもお医者さんさえも、病気と戦う体力をつけるために、少しでも食べるようにと、食べたくない患者さんの本能に反して食物を強要します。これこそ、愚の骨頂と言ってよい行為です。さんざん食ってきて血液中に老廃物や余剰物がたまっているからこそ、発熱して老廃物を燃焼しているのが炎症疾患なのですから、それ以上老廃物を増やすまいとする体の反応と、胃腸を休めて、消化活動に必要な生命のエネルギーを病気の治療に向けようとする反応が、食欲不振なのです。

実際に、人体内に細菌が入ってくると、白血球の一種のマクロファージが脳に信号を送って、発熱中枢を刺激して熱が出てきます。発熱は食欲を低下させ、睡眠を促し生命のエネルギーの余分な浪費を防いでくれているのです。

野生の動物が、医師も看護師もいない、病院もない世界で何千万年も子孫を残し、健康でいられるのは、実はケガをしたり病気をした時に「絶食する」という行為があるからです。食欲不振こそ、天が与えてくれた最高・最良の治療法で、自然治癒力の原動力そのものなのです。ドイツの医科大学のイセルス教授はいみじくも「世界には二人の名医がいる。それは、発熱と食欲不振である」と喝破《かっぱ》しています。

発熱して食欲不振の時は、お茶に梅干し、紅茶にハチミツ、生のニンジンジュース（P124参照）、リンゴのすりおろし……など、水分とビタミン・ミネラルの補給ができるものを摂って、体を温め、安静にしておくことが何より大切です。

アレルギー反応は体内から余分な水分を排泄する反応

最近の子どもたちの間で、アレルギーが蔓延《まんえん》しています。三歳児の三〇%がアトピー性皮膚炎にかかっているから驚きです。

私たちの幼少時には、ほとんど聞いたこともなかったような小児喘息で悩む子どもたちもいっぱいで、少し大きな病院の小児科には、喘息外来もありますし、喘息児のためだけの施設も存在します。

子どもだけに限らず、成人になってアトピーになる人もいますし、春先のスギ花粉症の季節には、目を涙でくしゃくしゃにしながら、鼻水、くしゃみを連発している人をいたるところで見かけます。「スギ花粉症」と言われますが、一世代前くらいには、こんな病気はほとんどなかったように思えます。当時から、スギ花粉は、春先になるといっぱい飛んでいたでしょうに。

漢方医学では、現代医学で言うアレルギーのことを、二千年も前から水毒症という概念でとらえています。

次ページの図表9をご覧ください。これは、冷えと水分と痛みは、お互いに関連しているという図です。

冷房のきいている部屋に入ると頭痛や腹痛がする人はたくさんいます。また、雨（水）が降ると頭痛がする人もいます。つまり、痛みは、冷えと水により起こる現象です。その証拠にたいていの痛みは入浴中に軽くなりますし、患部を温めると治ることが多いのです。

寝冷えをすると下痢（水様便）したり、冷えて風邪を引くと鼻水、くしゃみなど水を捨てる反応が体では起こります。なぜなら、私たちの体は三六・五℃の体温で、いろいろな化学反応を営みながら生きているので、冷やされると、水分を体外へ捨てて冷えから逃れようとするからです。つまり、水分を外に出すと、体が温まるのです。

このような視点から、アレルギーの症状をみてみましょう。

アレルギー性結膜炎……涙
アレルギー性鼻炎……くしゃみ、鼻水
喘息……薄い水様泡沫様痰
湿疹（アトピー）……体外への水分の排泄

このように、すべての症状が、体内から余分な水分を排泄する反応なのです。

図表9　痛みと冷えと水の関係

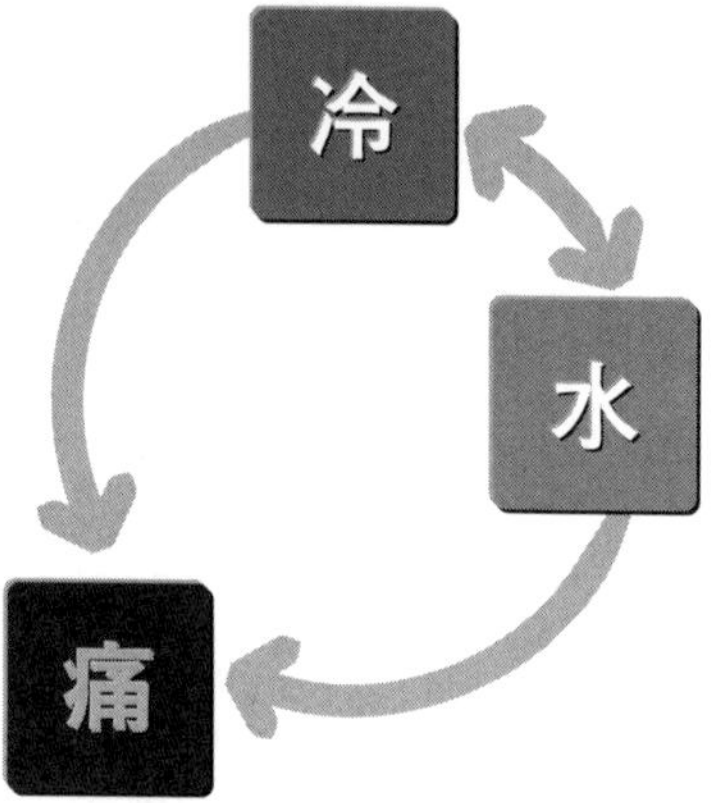

ということは、現代人は、体内に余分な水分をためすぎている、体の冷えがあることを表わしています。

冷えがあると、体内では十分な代謝や化学反応が行われず、当然、中間代謝産物、酸毒物、中毒物、などの老廃物が生じます。それを一生懸命に、水分と一緒に体外に排泄している様子がアレルギー反応と考えてよいでしょう。

3 体の〝冷え〟はなぜ起こるのか？

便利な生活が冷えを起こす

なぜ、現代人は、体が冷えているのでしょうか。それについては『病は〝冷え〟から』（光文社）で、十分に論じていますので参考にしていただきたいのですが、かいつまんで、ここで述べてみます。

現代人は、あまりに便利な生活をしているために、運動不足に陥っていること、つまり人間の体熱の四〇％は、筋肉より発生しますから、運動不足になると、体熱の低下が来ます。また、現代の文明生活は、ストレスがいっぱいです。体にストレスがかかると、血管が収縮し、血行が悪くなって、体温が下がります。

夏には一日中クーラーの効いた部屋で過ごすことも、体を冷やす要因です。さらには湯船にゆっくりつからず、シャワーだけですます入浴の習慣も、低体温化の原因になっています。

そして、最も大事なのが食生活。

日本人の今の食生活は、まさに無国籍型。本来の日本食からかけ離れて、種々雑多な地域で採れた食物を食べています。そして、不用意に余分な水分を取りすぎます。水分は、さきほどの図から明らかなように、体に冷えを生じます。

以下、体を冷やす食物と温める食物を列挙してみます。

冷やす食物

①水分の多いもの

水、牛乳、ビール、ウイスキー、コーラ、ジュース

②南方産のもの（南方に住む人は暑いので、そこで取れる食物は冷やす性質をもつ）

バナナ、パイナップル、マンゴー、キウイ、レモン、ミカン、スイカ、カレー、コーヒー、緑茶（元来インドの原産）

③柔らかいもの（水分か脂肪を多く含む）

パン、バター、マヨネーズ、クリーム類

④青、白、緑の色をしたもの

青野菜、牛乳、白砂糖、化学調味料、化学薬品

こう見てくると、今の子どもたちは、生まれ落ちてからずっと、体を冷やし体内に余分

な水分をためる食物で育ってきています。アレルギー（水毒症）になるのは、当然と言えましょう。

参考までに、体を温める食物を列挙してみます。現代人は、アレルギーに限らず、ほとんどの病気が「冷え」と「水」から生じていると言っても過言ではありません。炎症疾患で熱が出るのも、「冷え」ているからこそですし、アレルギーもそうです。ガンもある面から言うと冷えの病気です。

そういう意味からも、十分に体を温める食物を摂り、冷えから逃れる必要があります。

温める食物

①水分の少ないもの（硬いもの）

干しくだもの（干し柿、バナナチップ）

②塩分の強いもの

塩、みそ、しょうゆ、メンタイコ、チリメンジャコ、佃煮、漬け物など

③動物性食品（牛乳以外のほとんどすべて）

肉（赤味の肉）、卵、チーズ、魚、魚介（エビ、カニ、イカ、タコ）

④赤、黒、橙、黄など暖色のもの
紅茶、海藻、アズキ、黒豆、黒ゴマ、黒砂糖など
⑤水分の少ないアルコール
赤ワイン、日本酒（とくに熱かん）、紹興酒、梅酒
⑥根菜類
ゴボウ、ニンジン、レンコン、ネギ、タマネギ、ヤマイモ、ショウガなど

『南山堂医学大辞典』には、日本人の腋下の体温は三六・八プラス・マイナス〇・三四℃と記入されています。しかし、三六・八℃の体温を保持している日本人など今や皆無で、高くて三六・二〜三六・三℃。ほとんどの人が三五・〇℃台と低温化しています。

体温が一℃低下すると免疫力は三〇％以上低下するとされていますし、ガン細胞は三五・〇℃で一番増殖し、三九・三℃以上になると死滅することもわかっています。

ここ三十年間で医師数は一二万人から二六万人に増加し、ガンに関する知見、研究、治療法は長足の進歩を遂げたにもかかわらず、ガン死者数が一三万六〇〇〇人から三一万人に増加した大きな要因が、「日本人の低体温化」にある、と言ってもよいでしょう。

ここ二十〜三十年間、日本人は「高血圧の予防に」という大義のもと、減塩に励んでき

ました。また、先に示したように、ビタミンやミネラルを多く含むとして、南方産の食物をはじめ、体を冷やす食物を摂りすぎてきたうらみがあります。

こうしたことが低体温化に拍車をかけ、ガンを増加させたと考えてよいでしょう。

四六時中動いて体熱の高い心臓、赤血球が多く集まり赤くて体温の高い脾臓には、ガンができることはなく、中空で周りにしか細胞が存在しないために低体温の臓器である肺、胃、大腸、子宮にガンが多発するのも首肯できます。胴体より離れて存在する乳房は体温が低く、乳ガンが多発するわけです。

つまり、ガンの予防・治療に一番大切なことは、筋肉労働や運動をし、入浴や温泉・サウナにいそしみ、体を温める食物を食べ、カラオケをはじめとする趣味に打ち込んで気分をよくし、体温を上げること……と言っても過言ではないでしょう。

4 なぜ、体はガンを作り出すのか？

ガンの早期発見がすべてではない

数年前、新潟から六十歳の船員の方が来院されました。その一年前の職場の健康診断でごく早期の肺ガンを発見され、自覚症状は全くないのに「ごく初期のガンが発見され、あなたはラッキーでした」と医師に言われて入院を余儀なくされたのです。しかし、血液、レントゲン、CTなど種々の検査を受けられ、最終的には、放射線療法を受けられたところ、かえって体力はなくなる。倦怠感は出てくる。胸壁の皮膚の火傷や胸部痛が出て食欲もなくなり、体重も七キロ減少して、「本当に病人になりました」と言って、体力をつける漢方薬はないかということで来院されたのです。このように、全く自覚症状もないのに、「早期ガン」が発見され、治療しているうちに、具合が悪くなる例は結構あるものです。

一九八〇年代のはじめに、米国ガン協会が出したガン検診の新勧告の中で、「肺ガンの早期発見のためのX線検査や喀痰検査には疑問がある」と断言しています。

図表10　ガンが増殖するために必要な期間

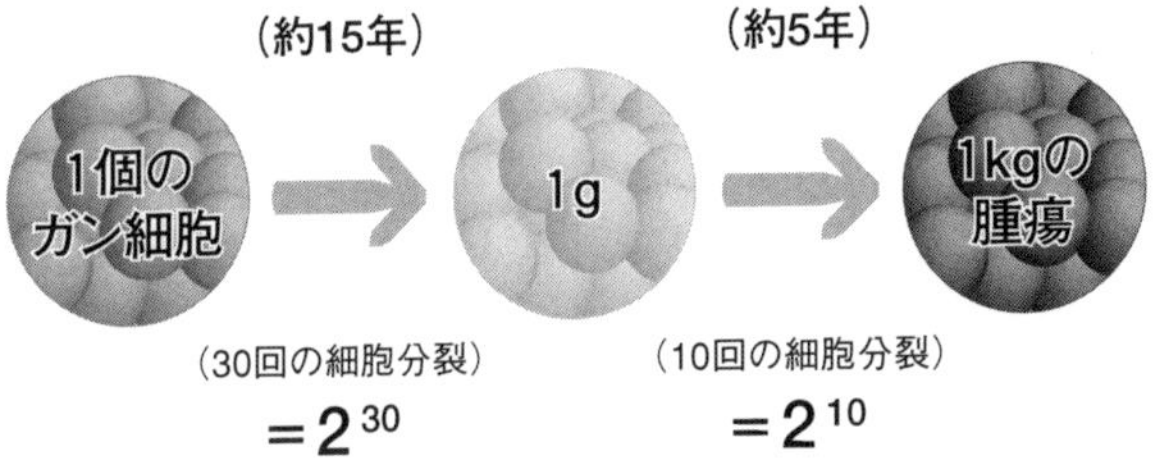

その後、欧米では、「肺ガン検診は公衆衛生学的見地からみてもすすめられない」という結論に達し、肺ガン検診は行われていません。

同様に、胃ガン、乳ガン、子宮ガン、大腸ガンなどの検診での早期発見が死亡率を下げる、つまり、こうしたガンの検診が死亡率低下に役立っているかどうかを疑問視する医学者もいます。

西洋医学では、ガンは悪いもの、放置するとどんどん大きくなり転移するもの、という大前提があります。そのため、検診でガンを発見して放置し、経過を見るなどということは、人道上許されないことであり、比較するデータはありません。

しかし、ガン細胞が正常細胞に戻る脱ガン作用については、科学的に証明されています。早期発見されたガンは、①ひょっとしたらそのままの大きさで半年ないし数十年とどまる、②脱ガン作用を起こして正常細胞に戻る、③どんどん進展して進行ガンになる、という三つのケースが考えられるのです。

この点に関しては、ガン以外の病気で死亡した人の剖検所見で、甲状腺や前立腺、胃などに「潜伏ガン」が見つかることが五～二〇％程度あることが一つの証明をしてくれています。

また、次のような説もあります。

ガン細胞が集まって一gの腫瘍になった時に、大きさは直径〇・五センチで、ガン細胞は約一〇億個存在します。ガンの誕生からここまでに平均十五年（十ないし三十年）かかります。一gのガン腫瘍が一〇〇〇倍の一kgの腫瘍になり、宿主（ヒト）を死に至らせるまでに、それぞれのガン細胞は一〇回分裂する（2^{10}回）必要があり、約五年（三～七年）間かかります。ということは、ガン腫一gの早期発見のレベルで手術してもしなくても五年生存率云々という面からすると、あまり変わらないという結論になるのです。また、ガンが誕生してから致死性のガンになるまでに約八十年かかるという説もあります。そうなるとその人が生きている間には、ガンでは死なないという変な話になってしまいます。

なぜ、正常細胞にガン遺伝子が備わっているのか？

米国の権威ある医学誌『ＪＡＭＡ』（一九九二年）に、スウェーデンで早期前立腺ガンの患者二二三人を無治療で十年間観察したところ、一二四人が死亡したが、その中で、前立腺ガンを含めたガンによる死亡者はたったの一九人であったという報告が載っています。

このような事象を考えると、ガンは一般に思われているような悪魔の細胞でも、人類最後の仇敵でもないように思われます。

やはり、「血液の浄化装置」的役割をしているのではないでしょうか。

各正常細胞には、約一〇万種の遺伝子が存在しています。

しかし、ガン遺伝子も約六〇種類存在している、とされています。

ということは、何かあった場合（つまり、血液が汚れた場合）、正常細胞がガン細胞化する前提が、生まれつき備わっていることになります。

なぜ、ガン細胞から活性酸素が放出されているのか？

「活性酸素」は、近年、医学界で「花形」の物質です。活性酸素は、老化、動脈硬化、リウマチ……等々、ありとあらゆる病気の元凶と考えられているからです。

しかし、元来、白血球で作られ、体内に侵入してきた病原菌や異物を攻撃するという働きをしているのが、活性酸素です。「活性酸素」は、史上最高の悪役物質みたいに考えられていますが、逆に、全然体にないと、われわれは生きていけないのです。

だから、活性酸素は有害な物質、酸毒物、老廃物を燃焼して排除する働きをしている一面があるのかもしれません。もともと、酸素は物質を燃焼させる作用があり、活性酸素は、その力がさらに強力なのですから。

ガン細胞から、多量の活性酸素が放出されており、それが、末期ガン患者のやせ、衰弱など、ガン悪液質の原因とする考えもあるようですが、逆に、ガンの原因である老廃物や酸毒物を攻撃して、血液の汚れを「燃焼」させている姿なのかもしれないのです。宇宙の万物がそうであるように、活性酸素にも表と裏、つまり、「悪役」の面と「よい面」の両方があるのかもしれません。

なぜ、ガン細胞にはアポトーシスが起こらず、転移をしていくのか？

ふつうは、正常細胞の核の中にある遺伝子に異常が発生すると、細胞は成長や増殖をやめ自滅するようにできています。これはアポトーシスと言われています。

しかし、ガン細胞は正常細胞が明らかに異常細胞に変化したのに、アポトーシスが起こらないのです。このことは、ガン細胞がその生体によって「必要」なものだからではないでしょうか。

ガンの現代医学的治療法の問題点を鋭く突き、ガン治療に関するこれまでの矛盾点を

『ガン治療「常識」のうそ』（朝日新聞社）、『それでもガン検診を受けますか』（ネスコ）、『ガンは切れば治るのか』（新潮社）、『患者よ、ガンと闘うな』（文藝春秋）などを著して、明快な論理でわかりやすく一般国民に説いておられる、慶應義塾大学医学部の近藤誠医学博士のご高説に次のようなものがあります。

「ガンが早期発見できる大きさになるまで転移しなかった患者では、そのまま放置しても転移は生じない」

「転移するガンでは、ガン細胞が分裂を始めて、まもなく転移が起きており、早期発見でも間に合わない」

これが事実だとすると、乳ガンや肺ガン、その他のガンで、肉眼で見える範囲のガン病変を切除した後、「将来、再発したらいけないから」という理由で、周囲の細胞に放射線をかけたり、抗ガン剤の点滴や経口投与をすることは、ほとんど意味がなくなることになります。

確かに、転移するガンは「もぐら叩き」よろしく、あるガンを叩く（手術または化学療法で消滅させる）と、いつのまにか、他の臓器に次々と転移していきますし、逆に「早期発見」して「早期手術」したガンで、それ以後、十年も二十年も再発・転移がなく、患者さんは早期発見されて、首尾よく手術してくれた現代医学とお医者さんに、深く感謝している例もあります。しかし、考えてみると、後者の例では、放置していても全然大きくもならず、またはひょっとしたら、自然退縮したガンであったかもしれません。

転移するガンは、手術後も依然として、血液を汚すような生活習慣（食生活の誤り、運動不足、ストレス）を続けるために、次から次へと新しく浄化装置を作らねばならない状態の人や、すでに手術前に、体のあちこちに浄化装置が必要なほど血液が汚れていた人に特徴的なものと考えてよいでしょう。

ガンは免疫現象によって抑えられる？

「免疫」とは文字どおり、「疫（病気）を免れる」反応です。たとえば、鼻毛やマツ毛がゴミやホコリの侵入を防いでくれるのも広い意味での免疫現象ですし、鼻汁や涙が塩からいのも、塩で殺菌するための免疫現象です。胃液が強酸性であるのも食物とともに侵入してくる病原菌の殺菌をする目的のもので、これも免疫現象です。しかし、一般に言われる「免疫現象」は、白血球による病気を治したり、予防したりする狭義の免疫現象をさします。

白血球には、好中球、リンパ球、単球、好酸球、好塩基球などの種類があります（左ページ図表11を参照）。好中球は、外から体内に入ってきた病原菌の殺菌をします。マクロフ

図表11　白血球の分類

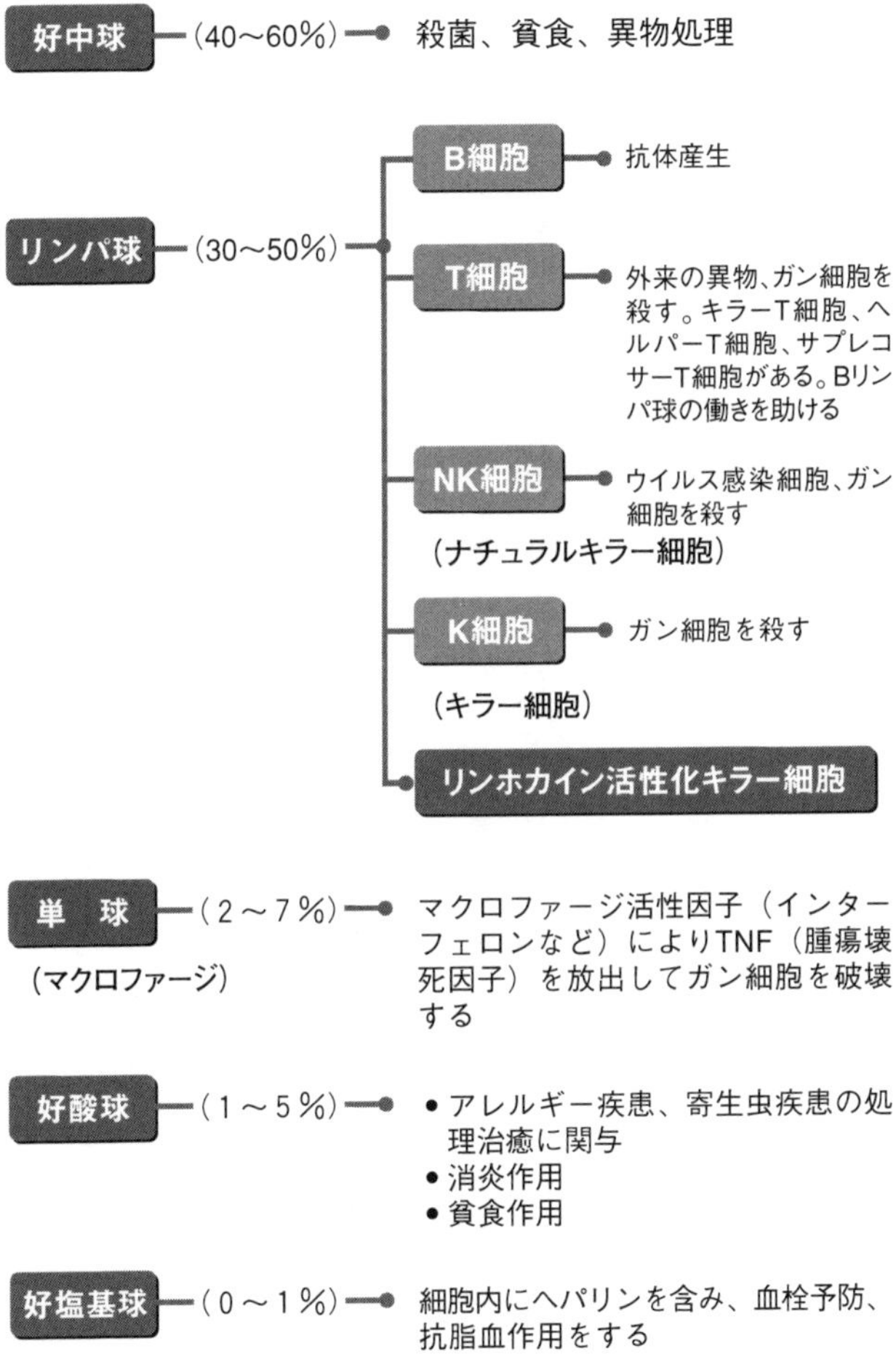
好中球
(40〜60%)
殺菌、貪食、異物処理
リンパ球
(30〜50%)
B細胞
抗体産生
T細胞
外来の異物、ガン細胞を殺す。キラーT細胞、ヘルパーT細胞、サプレコサーT細胞がある。Bリンパ球の働きを助ける
NK細胞
ウイルス感染細胞、ガン細胞を殺す
(ナチュラルキラー細胞)
K細胞
ガン細胞を殺す
(キラー細胞)
リンホカイン活性化キラー細胞
単　球
(2〜7%)
(マクロファージ)
マクロファージ活性因子（インターフェロンなど）によりTNF（腫瘍壊死因子）を放出してガン細胞を破壊する
好酸球
(1〜5%)
• アレルギー疾患、寄生虫疾患の処理治癒に関与
• 消炎作用
• 貪食作用
好塩基球
(0〜1%)
細胞内にヘパリンを含み、血栓予防、抗脂血作用をする

ァージ、単球、NK細胞（リンパ球の一種、ナチュラル・キラー細胞）などは、ウイルス感染細胞、ガン細胞を破壊してこれを処理してしまう働きがあります。このように白血球が直接、病原菌やガン細胞を殺す作用を細胞性免疫と言います。リンパ球のB細胞は、液性免疫を担当していますが、その免疫反応は次のようにして起こります。

異物（病原菌やガン細胞）が体内に侵入したり存在したりすると、マクロファージが異物を食べます。そして、その異物特有の目印、つまり抗原をマクロファージ自身の細胞膜の上に提示します。するとT細胞が、抗原（異物）が存在するという情報をキャッチし、すぐさまその情報をB細胞に伝え、同時にサイトカイン（生理活性物質）を分泌して、B細胞の働きを活性化します。このB細胞が抗原（異物）をやっつける抗体（というタンパク質）をどんどん産生し、異物を排除してしまう、というのが液性免疫です。

細胞性免疫と液性免疫の両方により、私たちの体は、外来の病原菌や体の中で発生する有害物、ガンなどから守られているのです。

これが、大まかな「免疫」に関する説明ですが、ガンが体内に発生した時の白血球の反応をもう少し詳しく調べてみましょう。

ガン細胞はいくつもの「免疫」現象によって抑えられているとされています。こうした「免疫現象」を利用して、ガンをやっつけようというのが「免疫療法」です。もともと生体に備わっている機能を促進させるのが、免疫療法ですから、抗ガン剤による化学療法や放射線療法のように、正常細胞をダメにしてしまうこともありませんし、外科手術のように、機能障害を残すこともありません。いわゆる「ガン患者に優しい治療法」です。

どこかの国の政治家が国民に優しい政治、と言いながら内実は何もしなかった（できなかった）というように、「優しい」というのは、何の効果も期待できない、というのと同様の意味の響きがあると思われてなりません。

事実、医学者の中にも「ガンの免疫療法」なんて、単なる気休めの療法で、何の効果もありません、などと断言する方もいます。新聞やニュースで「夢の新薬」「画期的な治療法」として登場するのが、この「免疫療法」の類ですが、さほど効果があるようには思えません。毎年、毎年、激増しているガン死者の数が、その何よりの証拠です。また、化学療法、放射線療法、外科手術も、もう「最高のレベル」まで到達し、大きな改革はできない状態です。

ということは、免疫療法をはじめ、現在の手術療法、化学療法、放射線療法の根拠になっている「ガンの本質」に関する定義を変えなければならないのではないでしょうか。

ガンを「血液の浄化装置」「生命の味方」と見るコペルニクス的大転換をすると、ガンの治療法は一八〇度転換すると思われます。

ガンはもともと、体に必要なものである

「白血球」は免疫能の中心で、外から入ってくる病原菌やガン細胞をやっつける、ということが一般常識です。しかし、なぜ、病原菌が体内に侵入して、気管支炎や肺炎や胆嚢炎を起こすのかについては、現代医学では明らかにしていませんし、そういう考え方もないようです。同じ風邪のウイルスを吸い込んでも風邪を起こす人と、そうでない人がいることの差はどこにあるのでしょうか。

もし、白血球に殺菌作用があるのなら、なぜ肺炎とか胆嚢の「病気」を起こす前に、つまり、体内での細菌の増殖が起きる前の細菌数の少ない時に、殺菌してしまわないのでしょうか。そうしないということは、細菌によって体内に炎症を起こしてもらい、体内の老廃物を燃やしてもらう必要があるからではないでしょうか。

白血球のNK細胞やTリンパ球、K細胞やマクロファージは、ガン細胞が誕生して早期発見されるまでの二十年ないしは三十年間の、まだガン細胞が少ない状態の時に、なぜ食べてしまわないのでしょうか。早期発見する前なら、体内のガンをやっつける細胞（NK細胞、Tリンパ球その他）のほうが、ガン細胞よりずっと数も多く、優勢のはずなのですが。

つまり、グリーンスタインの第三法則（P88参照）が証明しているように、体は、ガン

細胞を増殖させるように努力しているようにしか見えないわけです。それは、なぜか。ガン細胞が、血液の浄化装置だからです。

早期ガン（一g）になるまでの二十〜三十年の間に、体内の白血球がその「免疫力」で抑え切れなかったガン細胞なのに、その一〇〇〇倍の重さになった進行ガンを「免疫療法」などで抑えられるのでしょうか……など、現代医学的論理でいくと、いくつもの疑問にぶつかります。

そこで、細菌感染にしても、発ガンにしても、体は、細菌を利用したり、ガン細胞を利用していったん疾病を起こし、体の血液の汚れを浄化した後、その燃えかすの処理に白血球を動員しているのではないか、と私は推論しています。こう考えないと、細菌の体内への侵入にしても、発ガンにしても、なぜ、侵入細菌数の少ない感染の初期に、また、ガン細胞が一個ないし数個しか存在しない発ガンの初期に、白血球が働かないのかという疑問が残るのです。その時は、白血球の数と力が、細菌数やガン細胞の数や力よりずっと優っているのですから。

この二つの疑問の答えは、細菌もガン細胞も体、とくに「汚れた血液」をもつ体にとっては必要なものであるということです。感染により発熱し、食欲低下を招いて、体内の老廃物や酸毒物を燃焼させてしまい、炎症を引き起こす役目を終わった細菌を、白血球が処理している様子が、「細菌感染時の、白血球の貪食・殺菌作用」として、一般に知られている事象だと私は思っています。

ガンにしても同様で、体内にガン細胞が発生し、血液中の老廃物や酸毒物を浄化するために働いた後のガン細胞を、NK細胞やT細胞が処理している様子を、医学では、NK細胞やT細胞による殺ガン作用（細胞性免疫）と言うのではないかと考えております。

ニンジンのβ《ベータ》-カロテンや、ビタミンA、C、E、それにお茶のカテキンなどという抗酸化作用のある抗ガン物質は、白血球の機能を高め、ガン細胞を殺す免疫力を高めるとされています。同時に、「笑い」や「気功」がNK細胞の力を増すとされています。これも、こうしたカロテン、ビタミンA、C、Eなどが、血液の老廃物を浄化してくれるゆえに、ガン細胞が血液浄化のために存在する意義がなくなるので、古くなったガン細胞から、次第に、白血球が処理していくのではないか、と考えられます。

こうした考えは、一般医学の常識とはあまりにかけ離れた異論であると受け取る医学者もいらっしゃるでしょう。しかし、このような逆転の発想をしないと白血球が体内に侵入した直後に、病原菌の貪食・殺菌をすぐにやらないこと、発生直後のガン細胞がすぐに殺されないことに対する説明が、今、信奉されている免疫学の理論では説明できないのではないでしょうか。

活性酸素も生命の味方?

こう考えると、現代医学が「万病の元凶」と見なしている活性酸素も、考えようによっては善玉かもしれません。

活性酸素は、体内の細胞を酸化(さび)させて、発ガンや老化、動脈硬化の原因を作るとされていますが、古くなった細胞や役立たずの細胞は、酸化させて燃やして処理しなければなりません。それを助けてあげているのかもしれないのです。

活性酸素より酸化能力の低い、われわれが吸っているふつうの酸素を五分も吸えないと、われわれの生命は断たれます。それほど重要な酸素も、「未熟児」に高濃度の酸素を吸入させて起こった「未熟児網膜症」は、高濃度の酸素が毒であることを示しています。

それと同じで、この宇宙、地球上に存在するもので、不要なものや悪いものは一つもなく、必ず何らかの意味をもって存在しています。ただ、それを人為的に多くしすぎたり、少なくしすぎた時に〝毒〟に変わるのではないでしょうか。

活性酸素も、もともと白血球内に含まれている必要な物質であるのですから、悪であるはずはないのです。

5 なぜガンは転移していくのか？

血液の流れをきれいに保つために動脈硬化になる

血液の中に、コレステロール、中性脂肪、尿酸、その他の老廃物が増えてくると、血液の汚れもひどくなるし、そうした汚れた血液を供給される全身の細胞も大迷惑です。

そのため、体の自然治癒力は、そうした老廃物を血管の内側に沈着させて固め、血液の流れを清浄に保つように努力します。これが、動脈硬化です。

また、胆汁の中に、コレステロールやビリルビンなどが多くなりすぎると、胆汁の流れをスムーズに保つために、こうした余剰物を沈着させて固めます。これが胆石です。

同様に、尿の中の老廃物である尿酸やシュウ酸カルシウム、炭酸カルシウム……などが多くなりすぎ、尿の流れがスムーズでなくなると、老廃物を一箇所に固めて、尿の流れをスムーズにさせようとします。これが、尿路結石（腎結石、尿管結石、膀胱結石）です。

ガンは血液の汚れの浄化装置である

一般の医学や家庭医学のガンに関する解説書には、発ガン物質（P184以降を参照）がどうだとか、ガン細胞の種類がいくつあるとか、ガン細胞は幼若化した細胞であるとか、治療法には外科的手術、抗ガン剤、放射線療法がある等々、実に詳しく書いてあります。

そして、このガン腫は、とめどもなく大きくなり、その臓器本来の機能を廃絶させるばかりか、その臓器をめちゃくちゃに食い荒らして出血させ、しかも血液やリンパの流れに乗って、他の臓器に転移して、その臓器でも同じように暴れまくり、結局はその宿主（ヒト）の生命を奪ってしまう……というのが、ガンに対する見解です。

しかし、私たちの体の中で起こる反応や症状、または病気で体を害するようなものは一つもなく、生きている限り、働いてくれている自然治癒力の表われが、こうした反応や病気だと考えた場合、ガン有害説、ガン性悪説は成り立たなくなります。

咳が痰を出す反応、下痢が腸内の有毒物を排泄する反応、炎症が体内の老廃物を燃焼している反応で、アレルギーが体内の余分な水分と毒素を体外へ出している反応だと考えた場合、ガン腫も何か体のために一生懸命に役立っている状態と考えられないでしょうか。

日本の自然医学を四十年間リードしてこられた森下敬一医学博士は「ガンは血液の汚れの浄化装置である」とする持論を、その専門の血液生理学的立場から唱えておられます。

また、米国の栄養学者P・アイローラ博士は「腫瘍というのは、ガンになった細胞を正常細胞の群れから分離させて塊（腫瘍）を作り、個体の生命の延長をはかろうとする試みにすぎない」と言っています。つまり、腫瘍を悪いものとは見ていないのです。というより、「ガン性善説」の立場を取っておられるのです。

私は、大学の医学部を卒業してすぐ、血液内科を専攻し、来る日も来る日も、血液のガンと言われる白血病や悪性リンパ腫の治療に明け暮れました。その後、漢方医学やニンジンジュース療法などの自然医学を志すようになってからも、現代医学に見捨てられた末期のガン患者を診察したり、指導したりして、抗ガン剤や放射線などの現代医学的治療を施さないガン患者の自然の経過を学ばせてもらう機会をたくさん得てきました。

また、都内の某ガン専門クリニックで、全国から集まってくるガン患者を約五年間、毎週一回、一〇〇人前後診察していたこともあります。

一臨床医としては、ガン患者とかかわった機会がかなり多いのではないかと思っています。そうした患者さんたちを、現代医学のフィルターを通さない、自然医学的な目で見た場合、やはりガン性善説が正しいのではないかと確信するに至っています。

その理由を列挙してみます。

ガンは、ある面風邪より軽い病気である

風邪を引くと、のどは痛いし、鼻汁は出る、咳や痰も出てきて発熱する、食欲はなくなる、気分はうんと悪い……というように散々な症状が出てきます。

しかし、ガンの場合、ガン細胞が体にできて臨床医学的腫瘍として早期発見される直径〇・五センチになるまでに、二十年ないし三十年かかります。それまでは、無症状のことが多いのです。その後、転移して末期になって出血や感染や貧血が起こってはじめて、全身の倦怠感や痛みが出てきます。しかし、なお不思議なことに、現代医学的に手遅れだとして何の治療も施されずに最期まで玄米食やニンジンジュースやショウガ湿布などの手当てだけで過ごした患者を何人も診てきましたが、大腸ガンの肝転移で肝臓がお腹《なか》いっぱい腫大して、まるで妊娠したようになったご婦人も、乳ガンの手術ができず、乳房が朽ちるように腐ってくずれ落ち、出血をくり返していたご婦人も、痛みや苦しみはほとんどなく、現代医学の予測よりもずっと長く生きられて、眠るように逝《い》かれました。

こうした事例を見ていると、「ガンには断末魔の苦しみが伴う」とされて恐れられる症状は、ガンの最末期の症状であること、その症状は、多分に化学療法や放射線療法によって生じる白血球減少、血小板減少、神経障害、皮膚の火傷……などで起こる感染症（肺炎、化膿症など）、出血（胃腸出血、肺や脳からの出血）、神経や皮膚の痛み……によって修飾されている、のではないかということです。

こう考えると、ガンはある面、風邪より軽い病気ではないかと思われます。それなのに、あまりに長い期間、血液を汚すような生活をするからこそ、ガン死する状態まで至る、というのが真相のように思えてなりません。

ガン腫を取り去るとなぜ転移するのか?

たとえば、「胃ガン」の手術を受けた人が、「手術中に、肝臓と胆嚢の一部に転移が見つかったので、胆嚢の全摘と肝臓の部分切除を胃の全摘手術と同時に施した。一年後に右肺の上葉の一部に直径三センチの転移が見つかったので、右肺上葉の摘出手術をした。それが、半年後に、右肺に小さいながら四〜五個の転移ガンが見つかり、今度は手術不可能なので、抗ガン剤による化学療法を数回施した。そのため、苦しんでいた咳も少しよくなり喜んでいたところ、お小水の出が悪くなり、お腹が張ってきたので、主治医に診てもらったら腹水がたまっていた。患者には、栄養失調による腹水と説明されたが、すべて取り切ったはずの胃や胆嚢のガンから、腹膜に転移したためのガン性腹膜炎による腹水である、と家族には告げられた。時々、腹水を抜いたり利尿剤を使ったりして小康を得ていたが、そのうち皮膚が黄色くなったので、血液検査とエコーを施行したら、肝臓に直径四センチのガンが二つできていることがわかった。場所が悪く、動脈塞栓《そくせん》術（P210参照）もできそうにない。そのうち、時々妙なことを言ったり、手をバタバタさせたりするので、これは『肝性昏睡の前兆です』と主治医が家族に告げたが、念のためということで、脳のCTを撮ったら、転移性の脳腫瘍が見つかった……」という症例に出合ったことがあります。

これだけ見ると、「ガンは次々に現代医学的治療に抵抗して、この人を死に追いやるべく、しつこく、次々と転移してくる」と考える医師がほとんどです。

しかし、ガンは、「血液の浄化装置」ですから、せっかく、頑張ってけなげに働いているガン腫を力で取り去ってしまうと、次々と転移という形で新たな浄化装置を作るのです。その人に生命と自然治癒力がある限り。

世界的な生化学者・グリーンスタインが『ガンの生化学』という本の中で、次のようにガンの性質を述べています。

▼第一法則

どの臓器から発生したガンも、共通の酵素パターンを示す。すなわち過酸化水素を分解する酵素であるカタラーゼの活性が著しく低下している。ガンがどの臓器に発生しても、ガンをもつ生体の肝臓ではこのカタラーゼの活性が低下している。

▼第二法則

ガンは、ガンにかかっている生体の〝生化学的状態〟を次第にガン組織自身の〝生化学的状態〟に変えていく。わかりやすく言えば、胎児組織の状態に近づけていく。

▼第三法則

ガンにかかっている生体は、ガンを排除する方向よりは、むしろガンを増殖させる方向にタンパク代謝を変えていく。つまり、肝臓での血液タンパク質合成を多くし、このタンパク質を正常細胞にではなく、ガン細胞のほうに優先的に利用させる。

第一法則は、胃ガンや肝臓ガンなど、さまざまなガンが、その臓器に限った病気ではなく、ガンが全身の病気であることを示唆しています。

第二法則や第三法則は、ガンにかかっている体が、ガンを抑え込むのではなく、ガンを助ける方向に働いていることを示しています。

原発性肝臓ガンで出てくるＡＦＰや、大腸ガンなど消化器系ガンで出現するＣＥＡなどの胎児性タンパク（腫瘍マーカー、Ｐ216参照）は、体の免疫能を抑制する作用があることがわかっています。体内で免疫を抑制している suppressor T cell（抑圧性Ｔ細胞）を増加させることによって、免疫力低下をもたらす、とされています。

この事実も、ガン腫を育てる方向に体が反応する、というグリーンスタインの学説を裏付けるものでしょう。

第3章

ガンを予防し、癒す食事

1 現代医学も認める、血液を浄化しガンを癒す方法

食べすぎず、小食にすること

現代医学や現代栄養学的にも、以下に示すような方法は、種々の科学の光が当てられ、「ガンを予防する方法」として認識されつつあります。しかし、いったんガンになってしまうと、そうした予防的方法はかえりみられず、手術や放射線、化学療法などの治療後は、「体力をつけるために」という大義名分のもとに、肉食を奨励し、うんと食べることをすすめる医師がいるのですから、驚きです。

本来、予防法と治療法は一体となるべきものだからです。

ここに掲げる「ガン予防・治療法」は、一言で言えば、「血液を汚さない方法」「血液を浄化する方法」と考えてよいでしょう。

一九三五年、マッケイ博士は「低栄養が動物の寿命を延ばし、腫瘍の発生を抑える」ことを実験で証明していますが、一九四〇年代の欧米の栄養学では「食料およびカロリーを制限して養ったネズミは、いろいろな臓器の腫瘍の形成が抑えられる」というような実験

がたくさんなされています。
一九七四年、ユニス博士は、「ネズミを、すべての必須栄養素を与えてカロリーだけ低カロリーにした食事で育てた」ところ、体は小さいが、健康な大人のネズミに成長し、ふつうに育てたネズミより三五％も生命は延長し、ガンの自然発生の時期も遅れることを発見しました。
ニューヨークのマウントサイナイ医科大学のリュードヴィグ・グロス教授は、一九八五年に、ある一定のX線を照射して、発ガンの状態を見たところ、
満腹ネズミ……一〇〇％の発ガン
空腹ネズミ（腹半分程度）……〇・七％の発ガン
という結果を得ています。
アメリカガン協会は、標準体重より二〇％重いと一・〇五倍、四〇％重いと一・二四倍ガンにかかりやすいと発表したことがあります。また肥満の人は、ガン細胞をやっつけるTリンパ球やマクロファージの機能が弱いこともわかっています。
このように食べすぎがガンの発生を促し、小食がガンを少なくすることは証明されているのです。さらにガンになってからも高栄養を与えると、ガンが悪化することが、種々の研究で明らかになっています。

「ガンにかからせたネズミに、高栄養食を与えると、普通食を与えたネズミより、早く死ぬ」ことは、動物実験の分野では、今は常識です。

また、エモリー大学病院のS・ハイムスフィールド博士が、平均年齢五十歳で、同じ重症度の進行ガン患者一〇〇人を無作為に抽出して、

A群……五〇人にふつうの食事

B群……五〇人に高栄養の食事（三一種の栄養素を含むスープ）

を与えたところ、平均生存日数はA群が三百日、B群がわずか七十五日であったという結果を得たのです。こうした研究結果を鑑《かんが》みると、ガン患者が食欲不振に陥って、食べたくないと言っている時、「体力をつけるために」と言って無理して食べさせるのは、いかがなものでしょうか。

ガン患者の食欲不振は、「血液中にそれ以上の老廃物を作るのをやめ、つまり、血液の汚れがそれ以上にならないようにする自然治癒力の表われ」ではないでしょうか。

同様に、ガンの末期患者に、中心静脈栄養法によって、高栄養・高カロリーの点滴をするのも考えものです。「高栄養」の弊害についてはもちろん、点滴によって体内が水びたしになります。心臓や腎臓の機能が低下しているガン患者は、全身のむくみが来ます。とくに、肺にむくみ（肺水腫）が生じますと、痰や咳がやたらと出て体力を落としますし、

体内の余分な水分は心不全の引き金になるため、動悸・息切れが強くなり、いかにも苦しそうです。

どうも、末期ガン患者の最期には、こうした人為的な治療による心不全、呼吸不全が色濃く影響しているように思えてなりません。

第一次大戦や第二次大戦直後の「空腹の時代」には、欧米や日本では、ガン、脳卒中、心臓病の発生率が垂直的に減少した、という史実があります。

小食は、血液内に余分な汚れを作りませんし、ガン腫という血液の浄化装置も必要ないのです。「腹八分に、ガンなし」と言えるのではないでしょうか。

ともかくも現代人は食べすぎています。人類三百万年の歴史のうち、私たちの祖先は、二百九十九万九千九百五十年くらいは、飢餓の状態で過ごしてきました。

氷河期、干ばつ、洪水などの天変地異、戦争、貧困等々により、食料がなくなり空腹の時代を生きてきたわけです。そのため、私たちの体の生理は、空腹に対しては、どう対処したらよいか、また、どう生き永らえるべきかを知悉《ちしつ》しています。

しかし、現代のように、ろくに働きもしないのに、また、さして空腹でもないのに、時間がきたからと言って朝・昼・夕の食事を摂ると、体としては過剰の栄養をどう処理してよいかわからず、結局は、ガン、痛風、糖尿病、動脈硬化、血栓症（脳梗塞、心筋梗塞）、結石……など、さまざまな栄養過剰病を作ってくるのです。

巷《ちまた》には「朝食は一日の活動源になる一番大切な食事だから、しっかり食べないといけない」などという、まことしやかな「学説」が流布されていますが、これは大いに疑問です。

朝食を英語でbreak fastと言いますが、これは止める（break）と断食する（fast）の合成語で、前日の夕食後、何も食べずにいた状態（断食）をやめて、摂る食事だという意味です。

断食を経験された方ならおわかりだと思いますが、断食中には、口臭がくさい、宿便が出る、濃い痰が出る、濃い尿が出る……などの排泄現象が強くなります。私たちは、朝起きると目やにがあり、口臭がする、濃い尿や痰が出る……というように、やはり一晩の断食による排泄現象が強くなっていることに気づきます。

断食後、普通食までに、重湯、お粥、と徐々に、数日かけて戻していきますが、もし、いきなり普通食に戻しますと、胃腸の不快感や痛み、ひどい時は腸閉塞などを起こすことがあります。つまり、断食中、休んでいた胃腸は、急に働けないのです。

これと同様に、朝食は「一晩断食」後の第一食ですから、軽くしてあげるのが一番です。

まして「朝は食欲がない」という人が、無理して食べることは、正常の生理作用を無視した愚の骨頂と言ってよいでしょう。ガンの予防・治療のためには、朝食はニンジンとリンゴのジュースのみにするなど、ごく軽めに摂ることがベストなのです。

十分に唾液が出るまでよくかむ

よくかみますと、早食いする時に食べすぎてしまうようなことがなくなり、自ずと小食を守れます。脳の満腹中枢が正しく機能してくれるからです。

十分にかむと唾液がよく出ますし、唾液腺から不老長寿のホルモンと言われるパロチンが血中に放出されます。ある面、ガンの予防には「若さを保つこと」が一番重要なのですから、パロチンがガン予防になるとも言えるでしょう。

また、唾液中には、一〇種類以上の酵素が含まれているとされますが、その中のペルオキシダーゼは、種々の発ガン物質の解毒や、発ガンの元凶と目されている活性酸素を消去する作用があります。

同志社大学の西岡一教授は、「唾液の抗ガン作用」の研究の第一人者ですが、「一口で三〇回以上かむと十分に唾液が出る、唾液は三十秒で発ガン物質の毒性を消す」ことをご自身の研究から主張されています。

食物繊維を十分に摂取する

イギリスの高名な外科医・バーキット博士は、アフリカの医療活動に二十年以上も献身し、中央アフリカの子どもによくできるアゴの腫瘍（バーキットリンパ腫）が、ウイルスが原因であることを発見して、全世界に名を知られるようになった方です。

同博士は、大腸ガンで、人口一〇万人に対して五二人もイギリス人は毎年死ぬのに、アフリカ・ウガンダの人々は、四人くらいしか死なないことに目をつけ、次のような実験をしました。

イギリスの寄宿学校生とアフリカの村民、それにアフリカでは比較的文化生活を送っているアフリカの寄宿学校生を対象として選び、それぞれの人が食べる食物の腸内通過時間と一日の便排出量を調べてみたのです。するとイギリスの寄宿学校生の場合、食物を食べてからその四〇％が便として体外に出されるまで、約七十二時間、その八〇％が出されるまで八十九時間もかかることがわかりました。

アフリカ村民の場合、四〇％が出されるまで二十五時間、八〇％が出されるまで約三十五時間です。アフリカの寄宿学校生の場合、両者の中間ということです。

次に、一日の便排出量を見ると、イギリス人はたったの一〇〇g程度、アフリカ村民はなんと五〇〇gも出していることがわかります（図表12参照）。

図表12　1日の便排出量と排出時間

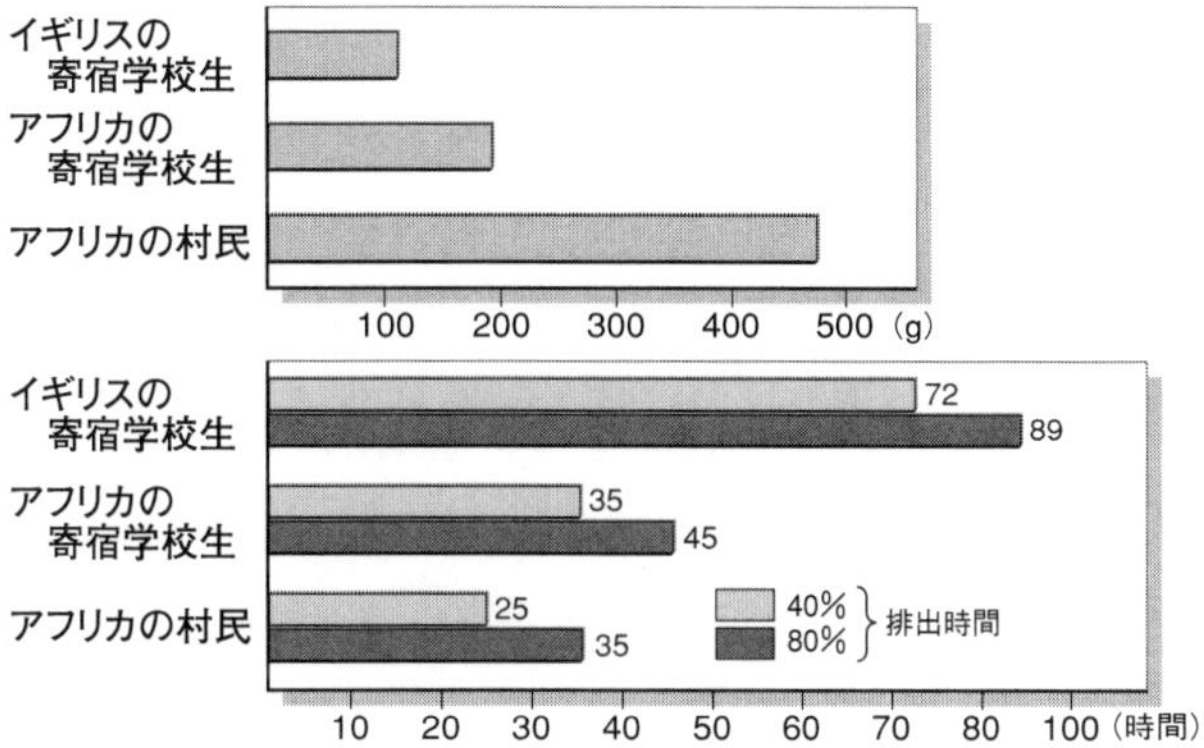

（資料）"Cancer" July, 1971

　このような差異は、すべて食物中の食物繊維の多寡により生じていることがわかり、「不消化物を多く食べ、それだけ排泄する便が多く、また便の滞留時間も短いアフリカ人に対して、精白したパンや砂糖など、いわば低繊維食を食べているイギリス人は便も少なく、滞留時間も長く、それだけ発ガン物質が腸内粘膜に接する時間が長くなり、大腸ガンの原因になる」との結論を発表しました。

　これをきっかけに、便秘、糖尿病、虚血性心臓病、胆石、静脈瘤、肥満……など、欧米人と発展途上国の人々の間で大きな罹《り》患《かん》数の開きがある病気も、食物繊維摂取の多寡が大きく影響していることがわかりました。そして、食物繊維の研究は医学・栄養学の分野での花形となり、やがて、タンパク質、脂肪、炭水化物、ビタミン、ミネラルに次ぐ「第六の栄養素」、または「非栄養の栄養素」という地位が与えられたのです（食物繊維の多い食べ物は、海藻、豆類、野菜、コンニャク、玄米……などです）。

食物繊維の生理作用を列挙しますと、

①発ガン物質の除去作用

腸内で発ガン物質をうすめたり、便としての排泄を促してくれる。

②解毒作用

ＰＣＢ、ＤＤＴ、チクロなどの有毒物、カドミウム、水銀などの有毒重金属が腸から吸収されるのを阻止する。

③コレステロール・脂肪の腸から血液への吸収を妨げる

その結果、動脈硬化、脳卒中、心筋梗塞、肥満の予防をする。

④糖分の吸収を抑制する

糖尿病の予防になる。

⑤脱腸、痔核、潰瘍性大腸炎、クローン病、大腸ガンなどの予防をする

⑥有益な腸内細菌を育てる

ビフィズス菌や乳酸菌などの有用菌を育て、腸内でのビタミン合成、免疫物質の産

生を促す。

またビフィズス菌が腸内にたくさん増殖すると、腸内が酸性になり、胆汁酸が二次胆汁酸になるのを防ぐ。つまり、大腸ガンの予防になる。また、ビフィズス菌中のある成分が血液中に吸収されると、免疫能が上昇する。

ビタミンA・C・Eを十分に摂る

一九八二年、米国科学アカデミーから「ガンは税金みたいに逃れられないものではない」と題して、「ビタミンA・C・Eを十分に摂取すると、確実なガン予防になる」という、chemical prevention（化学的ガン予防）が提唱されました。ビタミンA・C・Eは、抗酸化作用が強く、発ガン物質が作用する細胞膜を強化するし、ビタミンCは、ガン細胞の増殖を抑制してくれる白血球の力を増してくれる、というものです。そして、ビタミンA・C・Eともに含んでいる食物として、いの一番にニンジンをあげています。

その後国立がんセンターの疫学部長だった故・平山雄医学博士が、ビタミンAの前駆物質であるβ-カロテンが、確実にガンを予防してくれることを、二七万人の人々を対象にした十七年間にわたる追跡研究で明らかにされました。

β-カロテン（β-carotin）は、名前が示す通りcarrot（ニンジン）にたくさん含まれるプロビタミンAです。

ガンをはじめとする万病の元凶物質と目されている活性酸素を抑える強力な物質がカロテンということがわかり、青ジソ、パセリ、ニンジンが「ガン予防のエース」として、大いに期待をもたれている現況です。ニンジンジュース・ブームが到来したのも、このあたりに根拠があるようです。

しかし、「ガン性善説」の立場からビタミンA・C・E、カロテンの作用を考えると、A・C・Eは、血液中の老廃物、酸毒物、中毒物を排除し、血液を浄化することによって、活性酸素の出番のない、つまりガン腫を作る必要のない体にしてくれる、と解釈されます。

抗酸化食品を十分に摂取する

私たちは、酸素なしでは五分と生きていけないというのは常識です。O_2という化学式で示される酸素になれず、不安定な状態なるがゆえに、他の物質と結びついて何とか安定しようとする酸素を「活性酸素」と言います。「活性」とはあらゆる物質とさまざまな化学反応を起こすという意味です。この活性酸素は、細胞膜や細胞内のDNAに作用して、細胞を酸化して傷つけ、万病のもとを作るのです。

もともと、活性酸素は、白血球内で作られ、体内に侵入してきた病原菌や異物を攻撃するという働きを有しています。

しかし、ウイルス、放射線をはじめさまざまな発ガン物質、アルコール、タバコの煙や化学薬品などが体内に入ってくると、白血球以外でも体内の諸々の細胞の細胞膜で活性酸素が発生してきます。この活性酸素が、細胞のDNAに作用し、オンコジン（発ガン遺伝子）を目覚めさせて、発ガンを誘発します。つまり、すべての発ガン物質は「活性酸素」に形を変えて、発ガンを促すことになります。

その他、活性酸素の悪影響を受けやすいのが脂肪で、攻撃されると猛毒の過酸化脂質を生成して、動脈硬化や心臓病など諸々の病気を起こしてくるのです。

ヒトの体の中には、活性酸素を除去する物質（スカベンジャー＝活性酸素除去剤）として、SOD（スーパーオキシド・ディスムターゼ）という酵素が生まれながらに備わっています。しかし、悲しいかな、三十歳を過ぎる頃より、SODの働きが弱まってくるので、種々の病気が起こったり、老化が起こったりするのです。このSODの働きを強力に補助してくれるのが、β-カロテン（シソ、パセリ、ニンジン、小松菜、ワカメ……に多く含まれる）であることがわかり、今盛んに脚光を浴びているわけです。

β-カロテンは、正常細胞のガン化の段階で、イニシエーターとプロモーター（P198参照）の両方に抑制的に作用し、すでにガン化した細胞の増殖も抑えることがわかっています（なお、ビタミンA・C・Eは、イニシエーターを、ビタミンAはプロモーターを抑えることがわかっている）。また、NK細胞の活性化を促進したり、マクロファージのガン細胞を殺す能力を高めたりすることもわかっています。対照的に、ガン患者の血液中のβ-カロテンの量は、健康な人よりずっと低いことも明らかにされています。

このカロテンは、一日一五㎎を摂取すればいいとされており、それには、ニンジン一本（約二〇〇g）で十分なのです。

他に、β-カロテンと同様の活性酸素除去作用をするものに、ビタミンA・C・Eや緑茶に含まれるカテキンなどが知られています。

これは現代医学的な解釈ですが、先にも述べましたように、抗酸化食品というのも、活性酸素が出現してくることを必要としない血液浄化食品である、というのが、「ガン性善説」からの考え方です。

2 「生命」のある食物がガンを追いはらう

食生活上の注意点

これまでは、今、ガン予防の成分を含んでいる食物に関して「少なくよくかんで食べる」ことなど、ガン予防・治療にとって「食」という面で、科学的に証明されている点について述べてきました。

しかし、日常の食生活において、食物繊維とニンジンだけを食べているというわけにもいきません。

日常、われわれ日本人にとって、どういう物を食べたらよいか、という点について述べてみます。

四面を海に囲まれ、農耕民族であるわれわれ日本人の食生活は、身上不二という点からすると、自ずと規定されてくるのです。

コーカサスの人々（ヨーロッパ人種）にとって、健康で長寿食であるチーズやヨーグルトが、即日本人の健康食にならないということは、彼我《ひが》の体格の差、住んでいる環境……

などの要因からすると、また当然のことなのです。

新鮮な魚と冷凍魚の違い

「昔から熊に襲われたら、死んだふりをするとよい」と言われますが、このことは、動物は可能な限り死んだ物は食べない、ということを表わしています。地球上のすべての動物は、食物となってくれる動・植物の生命をもらって、自分の生命の灯をともし続けています。

新鮮な魚介類がおいしいのも、もぎたてのくだものの味がよいのも、みんな「生命」があるからです。「生命」は「生命の健康」にとって必要なすべての物を過不足なく含んでいますが、生命のないものの中には、種々の老廃物や酸毒物が生じます。

たとえば、新鮮な魚を冷凍庫に保存しますと、腐りはしませんが、どんどん味が落ちます。これは、どんどん過酸化脂質という有毒物質が生じてくるためです。そのため、新鮮な魚を食べた時と冷凍魚を食べた時とでは、食べる人の血液の状態が全く変わってくるのです。生命の失せた冷凍魚を食べた人の血液中には、過酸化脂質やその他の有毒物が多くなり、ガンをはじめ種々の病気にかかりやすくなるわけです。

そういう意味で、肉は、牛や豚の体の一部で「生命」がない「部分食」ですし、無精卵、殺菌牛乳、白米、白砂糖、精白小麦……などをはじめ、化学調味料なども、「生命」のない「造病食品」と言えるわけです。

抗ガン物質を含む玄米

播くと芽が出るという「生命」が宿っている玄米は、高温多湿の日本に住むわれわれ日本人の主食として一番大切なものです。その効能は、

①Ｂ-システロールという抗ガン物質を含む
②食物繊維を多量に含むので、発ガン物質などの排泄作用がある
③硬いので、よく「かむ」習慣がつく
　よくかめば、唾液の分泌を多くするので、唾液中の抗ガン酵素の恩恵にあずかれる。また、よくかめば、若返りホルモンであるパロチンの分泌が多くなり、若返り＝ガン予防の効能が期待できる
④胚芽中に多いビタミンＥやセレニウムは、強力な抗ガン作用を有する
⑤ビタミン、ミネラルをはじめ、タンパク質、植物性脂肪をバランスよく含み、体内の生理作用をスムーズに行わせる
⑥フィチン酸が含まれ、白血病の一因とされるストロンチウム90などの放射性物質やＰ

ＣＢの排泄を促す

などがあり、健康・長寿、ガン予防・治療にとって大変優れた超健康食品と言えます。

太陽のエネルギーがつまっている野菜

野菜の葉の中のクロロフィルには、太陽光のエネルギーが凝縮してつまっています。地球上の生きとし生けるものの「生命」の源泉が太陽であるので、野菜は、「生命」と「健康」のもとを、われわれに供給してくれることになります。

ビルヒャー・ベンナー病院の創設者のＢ・ベンナー博士は、

「生命の本質である日光の吸収および有機化は、ほとんどが植物の中で行われている。だから植物の器官は日光の集積装置と言える。したがって、植物はわれわれの食物の本質をなすものである。そのため栄養学的なエネルギーは、有機化された太陽のエネルギーと言ってよい……」

と述べていますが、まさに言い得て妙。

野菜の効能は、ビタミン、ミネラルや食物繊維を比較的多く含んでいる……などというものではなく、もっと根源的なところにあるのです。

とくに、「血液の汚れ」を浄化してくれる野菜をいくつか紹介してみます。

〔キャベツ〕

ニトロソアミン、トリプ1-P、トリプ2-Pなどによる発ガン作用を抑える物質が含まれています。

スタンフォード大学（米）のチェイニー教授が、胃潰瘍を劇的に治す成分をキャベツより見つけ、キャバジン（ビタミンU）と命名しましたが、ヨーロッパでは古くから、キャベツは、胃潰瘍はおろか胃ガンなどすべてのガンに効ありとして、生ジュースなどにして用いられてきたのです。

イオウやクロールなど、胃腸の粘膜を浄化し、血液の汚れをきれいにする成分も多く含まれ、胃腸病（ガンも含めて）の予防・治療に役立っているようです。

〔ニンジン〕

中国の明時代の『本草綱目《ほんぞうこうもく》』では「中（胃腸）を補い、のぼせを下げ、五臓を安んじ、食欲を増し、益ありて損《そこな》うことなし」とニンジンのことを絶賛していますし、ヨーロッパでも「ニンジンは人を愛嬌よくさせる」「ニンジンは美人を作る」と言われてきました。

米国の自然療法医のウォーカー博士は「ニンジンジュースは潰瘍とガンを癒す世紀の奇跡である」と喝破しています。

漢方の「相似の理論」では、「ニンジンは人間の下半身とよく似ているので、これを食べると、下半身を強くし、健康の増進・老化の予防になる」ということになります。また、ニンジンの色が「赤い」ということは、体を温めてくれるということです。ニンジンの学名はDaucus carota.L.var.sativa DCですが「daucus」はラテン語で「温める」という意味です。中国でも「ダイコンは腸熱を清し、ニンジンは血を補う」と古くから言われています。「冷え」こそ、万病のもと、という観点からしますと「人の下半身の姿をして、体を温めてくれる」ニンジンは、ビタミン、カロテン、ミネラルなどという問題を超えた〝病気を治し、人を健康にする力〟を宿していると思えてなりません。

「一日一個のリンゴは医者を追い払う」とイギリスの諺《ことわざ》にも言われているリンゴと一緒にニンジンジュースを作って飲むと、大変まろやかで、上品な味になります。

〔キュウリ〕

イソクエルシトリンという利尿成分を含有し、排尿を促して血液をきれいにしてくれます。

インドの原産であるため、体を冷やす陰性食品です。そのため、「冷え性」の人は、キュウリの糠漬け、漬け物などにして食べたほうがよいでしょう。

〔ゴボウ〕

リグニンが含まれ、ガン細胞内の遺伝子（DNA）を切断し、ガンの増殖を抑えるとされています。

タンニンも含まれ、消炎・防腐作用も発揮してくれますし、解毒・発汗作用を有しているので「血液の汚れ」を取り除いてくれる作用もあります。

〔ダイコン〕

ゴボウと同様、リグニンを含み、ガンの遺伝子を切断して、ガンの増殖を抑えてくれます。また、ジアスターゼ、グリコシダーゼ、オキシダーゼ、カタラーゼなどの酵素がたくさん含まれるので、腸内の浄化作用、ひいては、血液の浄化作用を促してくれるのです。

また、ダイコンの生汁中には、ニトロソアミン、トリプ1-P、トリプ2-Pなどの発ガン物質を抑える未知の物資も含まれていることがわかっています。

〔ニンニク・タマネギ・ネギ・ニラ〕

アリウム属の野菜で、ほぼ同様の「薬効」があります。

①殺菌作用を有し、胃内のバクテリアを減少させ、その結果ニトロソアミンの生成が抑えられて、胃ガンの発生が抑制される

②発汗・利尿作用による血液浄化作用

③スコルジニンによる肝臓の解毒促進作用

④ニコチン、重金属、公害汚染物質の解毒化

⑤消化管（胃腸）内での腐敗を防ぎ、整腸作用を発揮し、血液の汚れを防ぐなど、野菜の中では、一番強力な薬効を有しています。

〔シソ〕

主成分は、ペリラアルデヒドで、強力な防腐作用を発揮し、腸内での腐敗、老廃物の生成を抑制し、血液の汚れを防いでくれます。

また、体を温める作用にも優れており、発汗・利尿作用を発揮することにより、血液を浄化してくれるのです。

〔ジャガイモ〕

イオウ、クロールなどの浄化作用を有するミネラルや、解毒作用や抗ガン作用を発揮するビタミンCが多く含まれるので、腸内および血液の浄化を促進してくれます。

〔パセリ〕

パセリは、ヨーロッパでは、野菜というより、むしろ「薬草」と見なされており、イオウ、クロールなどのミネラルやクロロフィル（葉緑素）が、体内の毒素の排泄、血液の浄化作用を発揮してくれます。また、利尿・発汗作用による血液浄化作用も期待できます。

〔ホウレンソウ〕

抗ガンビタミンのCも豊富に含まれます。

ビタミン、ミネラルが豊富で、胃腸の清掃、浄化、便秘の改善には強力な力を発揮します。「腸の汚れ」を取り「血液の流れ」をきれいにしてくれる、最も強力な野菜の一つと言えましょう。

〔ショウガ〕

熱帯アジア原産の多年草で、日本へは稲作とともに弥生時代に渡来しました。

ヨーロッパには、紀元前二世紀のローマ・ギリシアに伝えられ、十三〜十四世紀のイギリスでは、ショウガ一ポンドが、羊一頭と同じ価値があるほど貴重だったそうです。

ショウガの辛味成分のジンゲロンやショーガオールには強力な殺菌作用があるので、寿司には、魚介類による食当たりを防ぐ意味もあり、ガリが添えられているのでしょう。寿司を食べすぎても、案外、胃腸を壊さないのは、ジンゲロンの健胃作用によるものと考えられます。

芳香成分のジンギベロールのほうには、発汗、解熱、去痰、消炎、補温作用があるので、血行をよくして、血液の汚れを取る作用に優れています。

また、鎮痛作用、抗痙攣作用、鎮咳作用、鎮吐作用、だ液分泌作用、抗潰瘍作用、腸管内輸送促進作用、強心作用なども有していることがわかっているのです。

ショウガの薬理効果を一言で表現すれば、「新陳代謝をよくする」という点です。

新陳代謝が亢進《こうしん》する（よくなりすぎる）病気のバセドウ病の、患者のガン罹患率が極端に少ないことからすると、ガンは、新陳代謝の低下した病気であるという一面をもっています。

新陳代謝が悪くなると、血液中の酸毒物や中間代謝産物などの老廃物がたまり、その浄化作用のために、ガン腫ができるのです。

他項で説明している、ショウガ湿布（P154参照）やショウガ湯（P128参照）が、ガン予防・治療の一助になる理由は、ショウガの新陳代謝亢進作用にある、と考えてよいでしょう。

豆類はバランス栄養食

豆類には、必須アミノ酸に富む良質なタンパク質が豊富で、リノール酸など良質の脂肪も存分に含まれています。

ビタミン、ミネラルのバランスもよく、食物繊維も多量に含まれているので、格好のバランス栄養食で、血液浄化食でもあります。

日本文化は「ダイズと魚」で成り立っていると主張する学者もいるほど、豆の健康食品としての価値は大きいのです。播けば芽を出す、「生命を宿した食物」である点も見逃せない点です。

〔ダイズ・黒豆・枝豆〕

黒豆は黒ダイズの一種で、枝豆は未成熟のダイズのこと。

ダイズはタンパク質が三〇～四〇％も含まれているうえに、必須アミノ酸のほとんどを含有しているので、「畑の肉」と言われています。動物性の肉を食べると必ず動物性脂肪も併せて体内に入ってきて、欧米型のガンをはじめ種々の病気の原因の一つとなりますが、豆類は、そういう点でも、ガン予防の食物となりうるのです。

ダイズの脂肪の中には、リノール酸やオレイン酸などの不飽和脂肪酸が豊富に含まれており、血液中のコレステロールの低下作用もあります。また、ビタミンB_1・B_2・B_6・Kなども多く含まれています。さらに、特徴的に多く含まれているサポニンやビタミンEは、血液を汚す元凶の過酸化脂質の生成を抑えてくれる作用に優れています。その上、イソフラボン（ポリフェノールの一種）が含まれ、女性ホルモンと同様の作用を有し、乳ガンや卵巣ガンの予防にも役立つことが明らかにされています。

〔アズキ〕

ビタミンB_2、ニコチン酸、カルシウム、リン、鉄などのビタミン、ミネラルが豊富に含まれていますが、ビタミンB_1の含有量が多いのは、特筆に値します。

外皮に含まれるサポニンは利尿作用を有しますし、便通もよくすることによって、「血液の汚れ」を取ってくれるのです。

不老長寿の食物「ゴマ」

古代より不老長寿の食物として重宝されてきたのは、必須アミノ酸がたっぷり含まれたタンパク質、一〇〇g中五〇gも含まれるリノール酸やリノレン酸などの不飽和脂肪酸、カルシウム、鉄、ビタミンB_1・B_2など豊富な微量栄養素が、体の細胞に栄養を与え、血液を浄化する作用が優れているからです。

「不老長寿」は、そのまま、ガンの予防につながるのです。なぜなら、「ガンの予防法」で一番大切なことは、「いつまでも若くある」ことですから。

「健康浄血」に役立つ北方産のくだもの

くだものには、ビタミンやミネラルも比較的多く含まれ、食物繊維もあります。また、酵素類もたくさん含まれ、もちろん、「健康食品」ではあるのですが、「水菓子」の異名もあるので、体を冷やし、代謝を悪くして、血液の中に老廃物、酸毒物を作る可能性も含んでいるのです。

そういう意味では、水分を多く含み、体を冷やす作用のある南方産のくだもの（バナナ、パイナップル、マンゴー、キウイ……）などより、北方産のリンゴ、サクランボ、ブドウ、プルーンなどは、体を冷やす作用がないので安心です。

〔リンゴ〕

リンゴには、ビタミンA・B群・C、同化されやすい糖質、リンゴ酸、クエン酸、酒石酸などの有機酸類、豊富なミネラル類が含まれ、強力な血液浄化作用を発揮する「薬効ナンバーワン」のくだものです。

リンゴ酸は、炎症を改善して、体内の浄化作用を発揮してくれますし、食物繊維のペクチンやカリウムと協働して便通をよくし、腸を浄化し、血液の汚れを取ってくれます。

昔から、病気見舞いのくだものの主役をつとめてきた所以《ゆえん》でありましょう。

〔ブドウ〕

ブドウは、緩下《かんげ》作用と利尿作用を併せもっていますので、腸の汚れや血液の汚れを浄化してくれる最高のくだものの一つです。

鉄、カリウム、カルシウム、マグネシウム、ヨードなどのミネラルやB_1・B_2・B_3・Cなどのビタミンが豊富に含まれ、ブドウ糖や果糖などすぐエネルギーに変わる糖分も多く、リンゴと並んで「健康浄血」果実です。

ブルーベリー
ミカン(冷)

〔プルーン（酸桃）〕

リンゴ、ブドウと並んで、長寿で有名なコーカサス原産のくだものです。

中国の古書『医林纂要《いりんさんよう》』には、「肝を養い、瘀血を除く」つまり「肝臓の働きをよくして、血液を浄化する」というようなことが書いてあります。ビタミン、ミネラルがふんだんに含まれ、強力な血液浄化作用を有するプルーンは、長寿で有名なコーカサスやフンザ地方では、一番重宝がられているくだものです。

整腸作用のある発酵食品

〔みそ〕

みそは、こうじ菌とバクテリアなどの微生物によって発酵し、熟成したダイズタンパク質が、より消化吸収しやすいアミノ酸に変化してできたもので、米にはない必須アミノ酸が含まれています。だから、ご飯とみそ汁の組み合わせは、お互いに栄養価を高め合う効果があるのです。

みそは、殺菌・防腐効果がありますので、野菜、魚、肉などのみそ漬けが、冷蔵庫のない時代の保存食になり得たわけです。

みそは整腸作用を有し、腸の汚れを防ぐとともに、体を温め、新陳代謝をよくして、血液の汚れを浄化してくれます。

国立ガンセンターの疫学部長であった故・平山雄博士は、全国六府県の二九保健所の協力を得て、四十歳以上の二六万五〇〇〇人を十三年間追跡し、みそ汁を毎日飲む人、時々飲む人、あまり飲まない人、全く飲まない人の胃ガンの発生率を調べたところ、毎日飲む人たちが全く飲まない人たちより、格段に少なかったという事実を発見しています。

〔**納豆**〕

ダイズを煮て納豆菌を加え、四〇～四五℃くらいの室《むろ》の中で発酵させて作られるもので、ダイズタンパクは、より消化されやすいアミノ酸に分解されていますし、強力な解毒作用のあるビタミンB_2も大量に合成されていますので、納豆を食べると血液中の老廃物の解毒能が促進されることになります。また、ナットウキナーゼは血栓を防ぎ、血液をサラサラにすることで、今注目を集めています。

納豆菌には、乳酸菌と同様の整腸作用があり、腸内の腐敗と、血液の汚れを防いでくれます。なお、みそ、納豆のほか、豆腐にもイソフラボンが含まれ、女性特有のガンや骨粗鬆症の予防に役立ちます。

〔**漬け物**〕

主に野菜を塩分で加工したもので、塩および酸によって腐敗を防ぎ、漬けられている間に微生物、とくに乳酸菌が繁殖し、独特の風味が醸し出されたものです。塩漬けの他にも、糠みそ漬け、からし漬け、酢漬けなどがあります。

漬け物は、生野菜と違って、体を冷やす作用のないこと、乳酸菌が腸内の腐敗を防いでくれること、などから、体が冷えがちで、腸内環境も乱れがちなガン患者の野菜の摂取方法としては、一番よいと言えるでしょう。

生野菜に比べてビタミン含有量もほとんど変わらないし、糠みそ漬けに至っては、むしろ含有ビタミンB類が増加しているほどなのです。

〔梅干し〕

梅干しの中のクエン酸、リンゴ酸、コハク酸などの有機酸は、整腸作用、殺菌作用、食欲増進作用があります。

とくにクエン酸は、血液を汚す「疲労物質」である乳酸を分解してくれます。

また、梅干しには体を温める作用もあり、こうした作用が総合的に働いて、血液浄化に役立つのです。

生命に直結した「海のもの」

「海」の語源は、「産み」だとされますが、これは、生命が、海で誕生したことを意味しています。

母胎内の羊水と海水の成分が酷似していることからも、それは十分に理解できるのですが、そういう点からして、魚、魚介、海藻その他の海産物はすべて、「生命」に直結した健康食品であると考えてよいでしょう。

〔魚〕

魚肉中のタンパク質は量やアミノ酸の組成も、何ら肉に劣るところはありませんし、脂肪は、ＥＰＡ（エイコサペンタエン酸）やＤＨＡ（ドコサヘキサエン酸）などの多価不飽和脂肪酸であり、体内に摂取された後、プロスタグランディンという酵素に変化して、以下のような種々の有益な作用をすることがわかっています。

肉の中の脂肪が飽和脂肪酸と言われ、種々の発ガンの要因になるのとは大違いです。

①血管を拡張し、血行をよくする

②血小板の凝集を抑制する。つまり、血栓を予防する

③血圧を低下させる

④血液中の中性脂肪を低下させる

⑤ＨＤＬ（善玉）コレステロールを増加させ動脈硬化を予防する

つまり、血行をよくして血を改善し、血液の浄化に役立つのです。

〔魚介類〕

エビ、カニ、イカ、タコ、貝（とくにカキ）は、コレステロールを多く含んでいる不健康食品などと言われていた時代がありましたが、これは、昭和五十二（一九七七）年、当時大阪大学の内科の山村雄一教授により、完全に否定されました。

それまでの測定法の比色法から酵素法に替えてみたところ、カキのコレステロール値三八〇mg（一〇〇g中）が、何と七六mgしかないことがわかりました。さらに、こうした魚介類には、タウリンというアミノ酸が含まれており、以下のような種々の有益な作用を有することがわかったのです。

①ガンの転移を予防する
②肝臓の解毒能を強化させる
③アルコールによる障害を予防する
④胆石を溶解する
⑤血液中のコレステロールを減少させる
⑥血圧を正常化し、強心作用を発揮する
⑦筋肉疲労を取り去る

しかも、タンパク質も十分に含まれ、ビタミン、ミネラルも存分に含有し、その上、

「生命力」の強い魚介類は、食べる人の健康と生命力の強化を促し、強力な抗ガン食品になりうるのです。

〔海藻〕

英語でsea weed（海の雑草）と言われていた海藻も、最近はsea vegetable（海の野菜）と格上げされているようです。

多糖類のフコダイン（モズク）、アルギン酸（ワカメ）、ポルフィラン（アサクサノリ）は、免疫を活性化させ、抗ガン作用を有することがわかっています。

多量に含まれる食物繊維は、腸内の発ガン物質の排泄を促してくれます。

カルシウムや鉄、ヨードなどのミネラルも存分に含まれていますが、とくにヨードは、甲状腺ホルモンの原料となり、新陳代謝をよくして、抗ガン作用を発揮してくれます。

ビタミンA、Cも豊富に含まれ、やはり、強力なガン予防作用を有しています。

総合的に見て、海藻こそ、抗ガン食物のトップに位置づけてよいのではないでしょうか。

有精卵は週に三～四個までならよい

プロテイン・スコアが一〇〇である卵は、最も優秀なタンパク供給源であり、ビタミン

AやEも含まれる「健康食品」です。

しかし、市販されている卵のほとんどが、身動きができないほど小さい養鶏場のケージの中で飼われた雌鳥が、ホルモン剤や抗生物質、化学物質の入った人工飼料を食べさせられて産まされた無精卵で、とても健康な卵とは言えません。庭に放し飼いされて、草やミミズなどの小動物をついばみながら、雄鳥のいるところで飼われて産んだ有精卵は、昔ながらの完全栄養食品です。

温めると無精卵は腐るが、有精卵はひよこ（生命）が生まれてくるのですから、その栄養上の差も、そのくらい大きいと考えてよいでしょう。

ガン患者も、有精卵なら、一週間に三〜四個くらいは、食べてよいでしょう。

緑茶は飲みすぎると体を冷やす

緑茶には、ビタミンB類、C、Eなどのビタミン類や、亜鉛、フッ素、ナトリウム、カリウム、セレニウムなどのミネラルも含まれており、また、β-カロテンやカテキン類も含有されています。

カテキンは、抗酸化、抗ガン、抗ウイルス、抗潰瘍……など、優れた作用を有しているので、お茶の産地の人々の発ガン率は低いというデータもあるくらいです。

このように霊験あらたかなお茶も、あまり飲みすぎると、体内に水分過剰→水毒、体の冷え、を招来し、ガン予防・治療の障害になることも十分考えられます。そのため、お茶を飲む時は、必ず梅干しを添えるようにすると、「冷え」から逃れられるでしょう。

インドにいたイギリス人が、緑茶がおいしいと、本国にもって帰って飲んだところ、熱い緑茶でも、南方産の食物の特質上、体を冷やしたので、発酵させて、寒いイギリスでも飲めるようにしたのが紅茶なのです。体を冷やす色の緑から、赤に色が変化しているのも、体を温めてくれる性質に変わったということなのです。陰性体質（冷え性）のガンには、紅茶にハチミツか黒砂糖のほうが、体を冷やす作用のない点から見て、無難であると思われます。

いずれにしても、水分は、基本的に体を冷やしますので、ガン患者は、水分をやたらと飲用することは控えるべきです。

3 ガンを予防・治療する食事メニュー

ガン患者の食事の原則——ガン基本食

体を温め、便通をよくし、血液を浄化するという目的のメニューになります。

［朝食］

ニンジン二本（約四〇〇g）→二四〇cc
リンゴ一個（約三〇〇g）→二四〇cc
計四八〇cc（コップ二杯半）

このニンジンジュースに、キャベツ一〇〇g（七〇cc）を加えるとさらによいのです。特別に冷え性の人は、少量のショウガ汁か少量のタマネギを加えてもよいでしょう。

［午前十時と午後三時］

ショウガ湯またはショウガ紅茶（熱い紅茶に、すりおろしショウガと黒砂糖を適量入れる）をコップ一杯ずつ飲用。その他、口渇、空腹の時は、ショウガ湯やショウガ紅茶を適宜飲用する

［昼食・夕食］

ともに、主食は玄米（どうしてもダメなら白米に黒ゴマ塩を十分にふりかける）を茶碗に軽く一杯。

副食は、

①みそ汁（具は豆腐、ワカメ、キャベツ、ジャガイモ、貝類など）
②漬け物（ダイコン、ニンジン、ハクサイ……）または梅干しやダイコンおろし
③ヒジキの五目炒め
④黒豆の煮込み
⑤佃煮（コンブ、ワカメ）
⑥野菜の煮物、盛り合わせ（ゴボウ、サトイモ、ニンジン、ハス、コブ巻き）
⑦小魚のニンニクしょうゆ漬
⑧天ぷら（ハス、シソの葉、ニンジン、サツマイモ、ジャガイモなど）
⑨豆腐のかば焼き、または湯豆腐
⑩ヤマイモの磯揚げ（五〜六個）
⑪ダイコンの酢じょうゆ和え
⑫ワカメの梅干し和え
⑬グルテンミートのステーキ

⑭あじの干物におろしダイコン添え
⑮サラダ（ワカメ、タマネギ、ニンニク、海藻、イカまたはタコ、ポテト）
⑯キャベツのゴマ酢和え
⑰さつまあげと野菜の煮付け
⑱きんぴらゴボウ
⑲イカ、タコの煮込み
⑳塩ジャケの焼いたもの
㉑その他、P103からP123までに示した「生命のある食物」より選んで調理するなどから選んでください。

①～④は、なるべくなら毎回摂り、あと⑤～㉑より二～三品目選ぶとよいでしょう。
病気で重症な人ほど、揚げ物、油もの、動物性の食品は慎むことが必要です。
食欲のない時は、絶対に無理して食べないこと。副食のうち、嫌いな物は食べないこと（好きなもの、食べたいと思うものが、本人の体の健康にとって一番大切であり、本能が求めているものですから）。

一回に三〇～五〇回はよくかみ、満腹になる前にやめること。小食にすればするほど、病気も治る、体調がよくなることを早く体得すること。

図表13　発ガン・転移を抑える基本食

体を温め、便通をよくして、血液を浄化するという目的のメニューになります。

	比率(重量)	内　容
穀物	50〜60%	玄米食(どうしてもダメなら白米にゴマ塩をふりかける)
豆類	10%以下	黒豆の煮込み、ダイズとヒジキの炒め物など
野菜	20%程度	根菜類の煮物、炒め物、キンピラなどを中心
海藻	5〜10%	ワカメのみそ汁、ヒジキ、コンブの煮付け、炒め物
サラダ	少なめ	葉菜よりも、ニンジン、ダイコン、タマネギのサラダ(ドレッシングはしょうゆ味)
くだもの	少なめ	かんきつ類やトロピカルフルーツなど南方産のものは避ける。リンゴがベスト。すりおろすとさらによい
動物性食品	10%以下(重症者はなくてもよい)	近海魚、エビ、カニ、イカ、タコ、貝(とくにカキ)、有精卵、チーズなどを週に3〜4回まで
スープ	茶碗1杯	みそ汁に限る
飲み物	少なめ(毎食後1杯ずつ以下)	ショウガ湯、ショウガ紅茶、梅茶、梅醤番茶、ハトムギ茶、薬草茶、コブ茶などの保温作用のあるもの
調味料	少量	みそ、しょうゆ、粗塩(酢は多くなりすぎないこと)
薬味	少量	ゴマ塩、梅干し
その他		水分、生もの、トロピカルフルーツ、牛乳、コーラ、ジュース、コーヒー、トマト、キュウリ、カレー、ビール、ウイスキーは禁止

などを念頭に置いてください。

なお、余程の理由がない限り、毎日、少しでも多く歩くこと、翌日の朝の起床時に、疲れが残らない程度の歩行を目標にされるとよいでしょう。

全身の倦怠感や疲労感がない限り、風呂やサウナも十分に利用すること。

なお、週一日のみを、朝、昼、夕ともに、ニンジン・リンゴ（キャベツ）ジュースをコップ三杯ずつ飲用するジュース・ダイエットの日にあてるのも、胃腸を休め、血液を浄化し、病気を治す抵抗力をつける一つの方法です（適宜、ショウガ湯かショウガ紅茶を飲用すること）。ただ、やってみて、心身爽快にならない人は、やめてください。

ショウガ湯とショウガ紅茶

- ショウガ湯……すりおろしショウガ（または、その搾り汁）と黒砂糖を、適量湯飲みに入れて熱湯を注ぐ。
- ショウガ紅茶……熱い紅茶に、すりおろしショウガ（または、その搾り汁）と黒砂糖を適量入れる。

すぐさま血糖を上昇させて、空腹感を取ってくれるほか、ショウガの保温・血流促進・気力亢進・消化促進作用により、気力、体力が出てくる。

第4章

ガンを克服するためのさまざまな試み

1 ゲルソン療法は日本人のガンに合わない面がある

陰性体質の人は、体調を崩す可能性もある

塩分を極度に制限し、生野菜やくだもの、生ジュースを多食するという「ゲルソン療法」なるガンの治療法があります。他項で紹介しているスイスのビルヒャー・ベンナー病院のrawfood（生きた食物）による治療法と一脈通ずるところがあり、欧米では、それなりの効果と実績を上げている、というのも事実です。

私も時々、ゲルソン療法をやっているガン患者を診察することがありますが、日本人の体質に合わない面も多少あるようです。

漢方医学では体質を大きく陽性体質と陰性体質に分けます。

体質のみならず、宇宙の事象すべてを陽と陰に分け、陽と陰のバランスが取れた状態が一番健全な状態と考えます。陽は温かく、乾燥（水気が少なく）して、引きしまった（縮んだ）状態を言い、陰は、冷えていて、湿（水分が多く）っていて、しまりのない状態（拡大）を言います。

図表14　陰・陽のすべての事象

	陽（乾・熱）縮	間　性	陰（冷・湿）拡
宇　宙	▶太陽、夏、昼		▶月、冬、夜
色	▶赤、黒、橙	～黄	▶青、白、緑、藍
体　質	▶男性、とくに禿頭 ▶暑がり、血圧高め ▶筋力あり、活発 ▶便秘がち		▶女性、男性でも白髪 ▶冷え性、低血圧、下痢（又は便秘） ▶体力ない、朝弱く、宵っ張り
かかりやすい病気	▶高血圧・脳卒中 ▶心筋梗塞・便秘 ▶欧米型ガン（肺、大腸など） ▶糖尿病、痛風		▶低血圧、貧血、胃炎、潰瘍、胃ガン ▶アレルギー、リウマチ、痛みの病気 ▶うつ病、精神病、自殺、むくみ ▶膠原病、バセドウ病
食　物	▶北方産、固い ▶赤、黒、橙、黄色のもの ▶塩、みそ、しょうゆ、メンタイコ ▶根菜（ゴボウ、ニンジン、レンコン、ショウガ、ヤマイモ） ▶黒っぽいもの（紅茶、海藻、アズキ、黒豆） ▶日本酒、赤ワイン、梅酒、お湯割りのウイスキー	▶黄色のもの玄米、玄麦、黒パン、トウモロコシ、イモ、ダイズ ▶北方産のくだもの（リンゴ、ブドウ、サクランボ、プルーン）	▶南方産、柔らかい、水っぽい ▶青、白、緑色のもの ▶水、酢、牛乳、ビール、ウイスキー、コーラ、ジュース ▶南方産（バナナ、パイナップル、ミカン、レモン、メロン、トマト、キュウリ、スイカ、カレー、コーヒー、緑茶） ▶白いもの（白砂糖、白パン、化学調味料、化学薬品） ▶葉菜類

図表14のように、体質も病気の質も食物も、陽と陰に分けられます。

陽性体質の人は、陽性の病気になりやすいし、陽性の食物をたくさん摂る人は、陽性の体質になり、陽性の病気になりやすいのです。

陰性体質の人は、陰性の病気になりやすいし、陰性の食物をいつも食べている人は、陰性の体質となり、陰性の病気になりやすいのです。

そのため、陽性の体質の人、陽性の病気の人は、陰性の食物をしっかり食べれば、病気も治りやすいし、体質改善ができます。

逆に、陰性体質の人、陰性の病気の人は、陽性の食物を十分に食べれば、病気も早く治り、体質改善もできるのです。なお、間性の食品は、どちらの体質の人も食べてよい食品です。

欧米人は、乾燥した風土で、陽性の肉を食べすぎて、陽性の性質を帯びたガンになっているので、生野菜、くだもの、生ジュースなどの陰性食品を摂り、極陽性の性質をもつ塩を制限するゲルソン療法は、この陰陽論から見ても大変効果的だと思われます。

しかし、湿気の多い陰性の風土で、しかも水分の多い陰性食品を食べすぎて起こる日本人のガンは、陰性のガンがかなり多いため、ゲルソン療法を実行すると、体が冷えてきて、青白い肌色になり、時としてむくんでくる人がいるのです。そして、かえって、体調を崩す人もいますので、体質を見極めてから、やる必要があります。

大半の日本人のガンには、図表13（P127）で示した「発ガン・転移を抑える基本食」のように、よく煮たもの、塩からいものなどの陽性食品が適しているのです。もちろん、日本人でも肉を食べすぎて起こったとみられる陽性のガンには、ゲルソン療法が大変効果的だと思われます。

しかし、ニンジンジュース・ダイエットは、陰性体質の人がやってもさほど心配いりません。ニンジンには体を温める性質があるからです。

2 ガンを寄せつけない体にする六つの方法

❶運動を十分にすればガンは防げる

運動の効果の第一は、十分な酸素を体内に取り入れ、体内の老廃物であるCO_2（二酸化炭素）やCO（一酸化炭素）、その他揮発性の有毒物を肺から呼気として出すことが促進される点です。

酸素は、不要な老廃物や酸毒物、中間代謝産物、コレステロール、脂肪などを点火・燃焼させてくれます。運動によって生じる発熱と、酸素の力で、「血液の汚れ」の原因となっている老廃物はほとんど燃焼され、血液が浄化され、血液の浄化装置である「ガン腫」を作る必要がなくなるわけです。

一九三一年ノーベル賞を受賞したワールブルグ博士は、「ガンの原因は酸素不足である」とする説を立てていますし、フランスのラオール・エストリポー博士は、「ガンの原因は一酸化炭素（CO）である」と述べています。体内が酸素不足になると、一酸化炭素が発生しますので、両説とも同じことを言っていることになります。

体熱が上昇することにより、白血球の貪食力が増強され、血液中の老廃物の掃除が十分になされて、血液がきれいになります。

体内（血液）の老廃物の排泄方法としては、尿・汗、目くそ、鼻水、大便、痰などがありますが、ジョギング中は、痰や鼻水がやたらと出てきますし、涙もよく出ます。

運動した次の日は、排尿も排便もよくなる、というように、運動は排泄をよくして、血液の浄化を促してくれます。

「ランナーズ・ハイ」という言葉がありますが、これは「ランニング中毒」とほぼ同義で、走っているうちに陶然とした気分になり、この気分が忘れ難く、雨の日も、風の日も、少々疲れていようが、「走らずにはいられない」という状態を言います。これは、ランニング中に、脳の中から、自然の麻薬・β-エンドルフィンが分泌されてくるからですが、この「ハイ」の状態がストレスをふき飛ばし、ガンのもう一つの原因である「ストレス」からも逃れられることになります。

回転輪がついていて十分に運動できるカゴに飼われたネズミの群れと、回転輪がなくて運動ができないネズミの群れを見た場合、後者のほうのガン発生が格段に多いという実験があります。人間の体の中では、脳、皮膚、骨、肺、肝臓、すい臓、子宮……とありとあらゆる場所に、ガンが発生しますが、「心臓ガン」というのは聞いたことがありません。

四六時中、死ぬまで筋肉運動をしている心臓は、熱を大量発生して、ガンができないのではないでしょうか（心臓は体重の二〇〇分の一ですが、体熱の九分の一を発生する）。

「運動は体に悪い」などという説があります。これは、「活性酸素」の害に関しての理論です。私たちが、一時も休みなく吸っている酸素のうち、二％は「酸素消費税」よろしく、体内で活性酸素に変わるとされています。「必死に歯をくいしばってやるような運動」や「競技としてやる運動」は、どうしても体に負担をかけ、呼吸運動も激しくなると、体内で発生する活性酸素も多くなり、細胞膜を傷つけ、過酸化脂質を産生して、ガン、動脈硬化、心臓病……など諸々の病気の原因になるという説です。

しかし、やった後、うっすら汗をかく、爽快感を伴う運動は、これまであげた運動がもたらしてくれる種々の恩恵を与えてくれるのです。

スポーツ生理学では、一六〇－年齢＝脈拍／分、つまり一六〇という定数から、年齢を引いた数以内の脈拍数（五十歳の人なら一六〇－五〇＝一一〇／分以内の脈拍数）で運動をすることが、もてる体力の六〇％でやっている運動で、一番健康に役立つとされています。

運動するたびに脈拍を計ることが面倒くさい人は、「運動中、運動後に声を出したり、隣の人と話をした場合、明瞭な声が出せる程度までの運動」が、体力の六〇％でやっている運動であると覚えておかれたらよいでしょう。

運動で一番のおすすめは、散歩です。人間の筋肉の七〇～八〇％は、腰より下にあります。

歩くことは、この筋肉の血行をよくして、体熱の産生を促し、万病の予防、治療の原動力になるでしょう。一日、一万歩を目指してください。それが達成する頃には、かなりの病気が消えているはずです。

❷楽天的な人ほどガンにかかりにくい

古代ギリシアの名医ガレノス（一三一～二〇三年）は「終始憂うつそうにしている女性は、楽天的な女性よりもガンにかかりやすい」と喝破《かっぱ》しています。ローデル博士も「幸せな人はガンにかからない」と言っています。

一九四四年、アンデルボント博士は、ネズミを実験に使い「隔離」して「さびしさ」というストレスを与えると、その隔離の回数と頻度に比例して、「ガンにかかる率が高い」という研究結果を得ています。

このように、「ガン」と「気持ち」「ストレス」の問題については、断片的にではありますが、かなり古くから注目されていたのです。

最近、精神神経免疫学という学問的分野が急速に台頭してきました。

これは、精神力、やさしく言えば、心のもち方が、いかに体の免疫力、つまりは、白血球の力を中心とした体の抗病力に影響を及ぼすかという学問で、とくに、ガンに関する免疫力についての研究が盛んです。

性格には、激情的、直情的なタイプのA型性格、社会や家族、人間関係に満足し、もの静かで平穏無事な生活を送るタイプのB型性格、気配り上手で、温和で真面目で従順、協調的、それは、裏を返せば、事を荒立てたり、他人と争うことを避けている人の性格で、それゆえに感情を抑えがちな忍耐強い、だれからも「あの人はいい人ね」と思われるタイプのC型性格の三つがあります。

C型性格が一番ガンになりやすいことは、ドイツのベルトルッシュ博士やテモショック博士らが指摘しています。一言で言えば、C型性格の人は「心の風通しの悪い人」だそうです。

逆に、B型性格は、ガンをはじめ一番病気にかからないとされています。

私が五度、健康調査に出向いたことのあるコーカサス地方（グルジア共和国）の人々は、「ただ、ただ、毎日が満足だ、社会にも、家庭にも、人間関係にも、全く不満はない。毎日が楽しく幸せだ」と異口同音に言っていましたが、現地の長寿学研究所のゴゴギア教授に尋ねたところ、コーカサス地方の長寿の人々のガン死は、死因の順序の二六番目ということでした。日本ではガン死が断トツの一位ですが、二六番目というと、ほとんどないに等しい数と言ってよいでしょう。

Ｃ型性格は、言ってみれば、ストレスを受けやすい状態にあります。同時に、何事もキチンとしないと気がすまない完璧型、潔癖症、ケセラ・セラ（what will be will be）という心境にはとてもなれず、何につけても取り越し苦労が多く、責任感も強すぎるという人です。こういう人は、ストレスを受けやすく、すなわちガンになりやすいタイプなのです。

ストレスと言えば、仕事上のストレスを強く感じる人、配偶者と離婚や死別をした人、結婚していない人も、ガンにかかりやすいことがわかっています。

ストレスを受けると、交感神経が緊張して、血管が縮み、血行が悪くなって血圧が上がります。また、副腎髄質よりアドレナリンが分泌されて、血中コレステロールも上昇し、血液が汚れます。副腎皮質より、皮質ホルモン（コーチゾン）が分泌されてきて、血液中の、免疫細胞であるリンパ球のＴ細胞を溶解してしまうので、免疫力が低下しガンをはじめ種々の病気が発生しやすくなります。また、ストレスがかかると、体のあちこちで、活性酸素が発生する、とされています。

ストレス解消法は、「大したことのないストレスには、慣れる。大きいストレスからは逃げる」ことが一番だと言われています。

考えても仕方のないことは、what will be will be（何とかなるさ）くらいに考えて、悩みすぎないことが大切でしょう。

世界ではじめてストレス学説を打ち立てたカナダのセリエ博士は、ストレスから逃れるには「感謝の気持ち、すなわち、ありがたいという西洋人には希薄な、東洋人特有の恩とか感謝の気持ちが大切である」と喝破されていますが、まさに至言です。九州大学名誉教授で、日本の心療内科の草創者の池見酉次郎博士は、「人間は、自分だけで生きているのではない。周囲の人たちに支えられて生きている」と考えることが、免疫細胞の活性を上昇させると述べておられます。これも「感謝の原理」です。セリエ博士自身もガンにかかり、「自然治癒」を経験された方だそうですが、きっと、この「感謝」の気持ちにより、心の安寧を得られた結果だと思われます。

❸「絶対にガンを治すんだ」という気持ちがガンを退治する

名著『がんは「気持ち」で治るのか!?』（川村則行編著、三一書房）に、次のような記載があります。

イギリスで、ガンの心理療法家グリアーが早期の乳ガン患者六二人を、ガン告知を受けた三カ月後に、「自分が、ガンであることをどのように受け止めたか」について調査してみたところ、次のように四つのタイプに分けられました。

A群「ガンに打ち克ってやろうと思った」（闘争心）

B群「自分はガンではないと決めつける」「ガンでも大したことないので大丈夫と思う」（積極的逃避）

C群「とくに自分にできることはないので、医師にすべてを任せよう」（受け止め方が冷静）

D群「ガン死の恐怖にさらされた」（絶望感）

そして、十五年後の生存状況を調べたところ、A群とB群は四五％も生存しているのに、C群とD群は、一七％しか生存していなかった、ということです。

これからわかることは、気持ちのもち方が、ガン患者の予後に、いかに大きく影響を及ぼすかということです。

また、「素直で、単純明快な人」ほどガンにかかっても治りやすく、「頑固で、物事にこだわる人、うつ病気質の人」は、逆に治りにくいと言われています。

私も、実際にガン患者を診ていて、ガンが治りやすい人は、「単純で、物事を信じやすく、物にこだわらない人」という印象をもっています。ガン腫は、英語でTumor（しこり）と言いますが、物にこだわる、心のしこりこそ、ガン腫という肉体的しこりを作るのではないかと感じることすらあります。

仏教の「仏様」の「ほとけ」は「ほとける」から来ているという説がありますが、世俗的なしがらみや、好き嫌いの情にこだわらず、すべてから自分をほとけ（解放）させ、「自分の生命は、自分の意志で生まれたものでもなく、自分は自分の力だけで生きているのではない、自分は、宇宙のほんの一部であり、宇宙や自然の原則の中で、他の人々の助けの中で生きているちっぽけな存在にすぎない」と考え、自分へのこだわりを捨てることが、ストレスから逃れる一番よい方法ではないでしょうか。

こうした精神的ゆとりや、「ガンは外から入ってきた病原菌で起こったものではなく、自分の体内で自分が作ったものなのだから自分で治すのだ」という積極的でポジティブな強い心の態度は、白血球の中のリンパ球の一種であるＮＫ細胞がもつ、ガン細胞をやっつけてくれる力を、増強させることがわかっています。

他に、「音楽で気を休めること」や敬けんな宗教心をもつことにより、ＮＫ細胞の活性が強くなることが知られています。

❹「明るさ」「気功」「イメージ療法」なども血行をよくし、血液の汚れを燃焼させる

ガン患者を、モンブラン登頂に成功させるなど「生きがい療法」で有名な岡山の伊丹仁朗先生は、大阪の「なんばグランド花月」で吉本興業の漫才やコメディを、ガン患者に楽しんでもらうとNK細胞の活性が増すことを確かめられ、「笑い療法」のテープも発売されています。

「笑う門には福来る」と言われますが、笑いは、「ガンをも治す」力を増強させることもできるわけです。

このように、コメディ・漫才・落語などで笑う、また人のために一生懸命に尽くすとNK細胞の活性が増し、逆に他人をうらんだり、憎んだり、「悲劇」を見たり、物事の悪い面を見て、不平・不満ばかり言っているとNK細胞の力が落ちることもわかっています。

英国のキングスカレッジ病院での調査でも次のようなことがわかっています。

六九人の乳ガン患者について、手術後、三カ月たった時の「気持ち」で、「絶対に、ガンを治すんだ」という闘争組と、「これで、自分はもうダメだ」と思った絶望組を比べてみたところ、五年後には、前者が九〇％生存していたのに対して、後者は、二〇％しか生きていなかった、というのです。

最近、「ガン気功」なども盛んです。ストレスは交感神経を緊張させて、副腎皮質・髄

質よりホルモンを分泌させ、「血液を汚す」と述べましたが、「気功」は、交感神経の緊張を取り去り、副交感神経の働きを強めて、心身をリラックスさせて、血行をよくし、体を温めて、ガンをはじめ種々の病気を治す自然治癒力を高めてくれることが明らかにされています。

私は学生の頃、パワー・リフティングのクラブに入っており、毎日、重いバーベルをもち上げて、筋肉を鍛えておりました。恥ずかしながら、ボディビルコンテストにも何回か出場し、優勝したこともあります。ちょうどその頃、今は米国のアクションスターであり、カリフォルニア州知事のアーノルド・シュワルツェネッガーが、オーストリアのボディビルのチャンピオンになり、やがて、ミスターユニバースやミスターオリンピアなどの世界チャンピオンになるのですが、彼が書いたボディビルの手記の中で、「大胸筋を形よく発達させるには、そうなった時のイメージを浮かべながら、トレーニングをやるんだ。また、上腕二頭筋や僧帽筋など他の筋肉についても全く同じだ……」などと述べているのを読んだことがあります。その頃は若くて、ガチガチの現代医科学を盲信する学徒だった私は、「そんな気持ちのもち方で、ある特定の筋肉が発達するわけはない」と一笑に付していたのですが、だんだん、年もとり、人間の心のもち方の大切さがわかってくると、気持ちが肉体に影響することがよくわかるようになりました。

たとえば、肝臓にガンがある人が、毎日一定の時間、瞑想にふけり、肝臓とそのガンの部分をイメージし、「今、どんどん、ガン細胞が消えてなくなっている……」と思うことで、実際にガンが消えてなくなることがある、というようなイメージ療法なども、欧米では行われているようです。

いずれにしても、「気のもち方（明るさ）」「気功」「イメージ療法」などは、血行をよくして、体温を上昇させます。その結果、血液中の老廃物、酸毒物、中間代謝産物など「血液の汚れ」が燃焼され、ガンの出番がなくなる、というのが私の考えです。

「ガン性善説」の立場からすると、「気のもち方」が、NK細胞の活性を増すということより、「気のもち方」で血行がよくなり、体温が上昇して老廃物が少なくなると、それを浄化する必要がなくなったガン細胞が、NK細胞などの白血球によって、貪食処理されていると、考えるのです。

オランダのエラスムス大学医学部の病理学者、ファン・バーレン博士とド・フリース博士は、ガン患者のうち、自然退縮した患者と、どんどん進行していった患者の、精神状態その他を観察してみました。

ガンが進行していった患者たちは、「治療に大した希望ももっていないし、かといって、確たる信念をもった自分流の治療もしていない」「食生活に対する反省もなく、ガンになる前と同じ食生活をしている」という傾向があったそうです。

一方、ガンを自然退縮させた人は、

「食生活もガンの原因だったと気づき、食生活を根本的に変えた」

「人生観も大きく変わった」

「敬けんな宗教心をもつようになった」

「現代医学の治療の効果に疑いをもつようになった。その結果、主治医の説得を振り切って、代替療法に望みをかけた」

「ガンにかかったことで、絶望状態の中で、もがき苦しみ、その結果、希望を見出した」

などのうち、必ずいくつか、または全部の変化を経験した患者さんたちだったというのです。

精神面は、もちろん、非常に大事ですが、このように、食生活も含めた他の変化も、ガンの〝自然療法〟には、必須のものであることがわかります。

いずれにしても、ガンは、外から侵入してくる病原菌で起こったわけでもなく、人為的な力が加わってできたものでもありません。自分の体の中で、自分がこしらえた「物」ですので、「自分で治す」という気概が必要なのは当然のことです。その「気概」のよりどころとして、それまでの食生活、精神生活の誤りや運動不足に気づいて、それらを積極的に直していく「心持ち」が大切なのです。

❺熱こそ万病の妙薬である

私たちは生きている限り、健康であれば三六・五℃から三七・〇℃の体温を保持しています。

死ねば、体温がなくなりますし、逆に風邪や肺炎などの炎症疾患、リウマチや膠原病などの自己免疫病、そしてガンなど、ほとんどすべての病気は、必ず発熱を伴います。「ほとんどの病気で、熱が出る」ということは、熱は「病気である、体の不調がある」ことを示す警告反応であると同時に、病気を治そうとしている治癒反応であるとも言えます。

「丹毒や肺炎などで高熱が数週間続いたガン患者で治癒した例がある」「高熱が出て、新陳代謝がよくなる病気であるバセドウ病の人は、歴史的にみて、ほとんどがガンにかからない」「ガン細胞と正常細胞を同時に培養して、三三℃から四三℃まで、〇・一℃刻みで熱を上げていくと、三九・三℃以上になるとガン細胞は死滅する」等々の事象から、ガン腫は、熱に弱いことがわかります。

「ガン」は癌と書き、これは嵒＝巌（いわお）に（やまいだれ）がかぶったもので、「非常に硬い病気」だという意味です。

確かに、乳ガンや転移性皮膚ガンを触ると非常に硬いですし、肝臓ガンや末期の胃ガンなども、腹壁から触診しても、硬い岩に触れているかのように感じます。

地球上のすべての物体は、冷やすと硬くなります。手は寒いところでは、かじかみますし、水を冷やすと氷になります。

38ページでも述べましたが、人は「赤ちゃん」で生まれて、「白ちゃん」で死にます。赤ちゃんは、赤血球も多く体熱も高いので、赤い色をしていて、体熱が高いゆえに非常に柔らかいのです。それがだんだん、年をとってくると、白髪になり、白内障を患い、皮膚に白斑ができたり、白っぽくなってきたりします。つまり、赤血球も少なくなり（貧血）、体温も下がり、そのために体も硬くなる、というのが老人の特徴です。

そのため、動脈硬化、心筋梗（硬）塞、脳梗（硬）塞、などの「硬」くなる病気にかかりやすくなります。

こう考えると、こうした血管性の病気も、「硬い」のですから、「冷え」の病気ということになります。

結局は、体が冷えてくるので、種々の病気を患い、病気を治そうと一生懸命「発熱」して頑張っている体に解熱剤や抗生物質など、体を冷やすような薬を使って、ますます体を冷やし、さらに体調を悪くしているのが、現代文明人の一側面と言えましょう。そして、どうすることもなくなった「冷え」の状態が「死」ということなのです。

一日のうちで一番、体温も気温も下がる午前三時から五時に、人が一番よく死ぬのも、これで納得です。

人間は本来、三六・五℃以上の体温で、健康と生命を維持するための、何千、何万という化学反応を営んでいるわけですから、冷えて少しでも体温が下がると、細胞や血液中の老廃物が処理できなかったり、物質の化学反応が十分に完遂されず、中間代謝産物や酸毒物ができてきます。そうした老廃物を一箇所に集めて〝血液を浄化〟しようとしている姿がガン腫であり、体温が上がると血液中の老廃物が燃焼・分解され、血液を浄化する必要がなくなるから、ガン腫が消える、と考えてよいのではないでしょうか。

食べすぎ、肉や精白食の摂りすぎ、甘いものの摂りすぎ、運動不足、ストレス……など諸々の原因で生じた血液の汚れは、「熱」でもって燃焼されると、清浄化されることになります。

すでに述べた体を温める食品（P65参照）を十分食べること、運動を十分にすることは、もちろん、体を温め、血液を浄化することにつながりますし、コメディや漫才を見て笑っている状態、楽しい状態でも、体温が上がっています。

風呂やサウナに入っても体温が上がって、気分がよくなりますし、カラオケを歌っても、何か一生懸命に趣味に打ち込んでいる時も、体温が上昇します。

このように体温が上がった状態では、「気分がよい」と感じます。もう少し科学的に申しますと、「気分がよい」状態では、β-エンドルフィンという麻薬様物質が脳から分泌されて、病気を治す手助けをしてくれます。

そういう意味で、ガン患者は、精神、運動、食事の面より体を温めて、血液をきれいにする必要があるのです。

食べすぎや肉食・精白食品、食品添加物……などにより血液が汚れても、熱でもって「血液の汚れ」を燃焼してしまえば、血液の浄化装置としてのガンは発生する必要がなくなるのです。

これまで、発ガンと免疫の項で、NK細胞、T細胞、マクロファージなどの白血球がガンを抑えるとか、活性酸素が発ガン作用を呈する……とか、いかにも見てきたようなことを申し述べました。また、抗酸化食品がどうの、ビタミンA・C・E、カロテンに抗酸化作用があるなどと、「現代科学」の華の部分を垣間見せては、本書の権威づけをしてまいりました。

しかし、もっと単純に言うと、「抗酸化食品」とは「血液を浄化する食品」であり、血液が浄化されればガン腫はできる必要がない、というのが私見です。

白血球を、血液とともに体外に取り出しておき、顕微鏡でのぞきながら墨汁やラテックス（ゴム）などを与えると、すさまじい勢いで貪食してしまいます。つまり、白血球は、元来、体内の老廃物を処理・解毒するために存在しているのです。

白血球の処理能力を超えるほどの老廃物や酸毒物が、体内に生じて血液が汚れた場合、体内に侵入し、ゴミを焼却してくれるのが細菌であり、ゴミを一箇所に固めて浄化しようとしているのが、ガン腫です。

入浴や運動後に体温が上昇すると、体内の老廃物は燃焼されやすくなるうえに、白血球の貪食力も増強し、さらに老廃物の処理がスムーズになされ、炎症や腫瘍ができる必要がなくなる、または、消え失せると言っても過言ではありません。

私たち動物が熱で生きていること、あらゆる病気で発熱することを考えると、「熱こそ命」「熱こそ万病の妙薬」と断言してよいでしょう。

以下にご説明するビワ葉温灸は、日本では古くからガンの治療法として重用されてきた療法です。ビワの葉の中に、抗ガン物質として有名なビタミンB_{17}（アミグダリン）が含まれていることも事実ですが、ビワ葉温灸の主役は、やはり「温熱」であるはずです。

また、乳ガンや皮膚ガンなど体表のガンでなくても、内臓のガンでも、そのガンの存在する体表部分にビワ葉温灸やショウガ湿布を施すとよいでしょう。

ショウガ湿布も、血行をよくして血液を浄化し、患部を温めて、ガンの増殖を抑える一助となるはずです。

ガン性腹膜炎で腹水がたまり、モルヒネなどの痛み止めももはや効かず、もがき苦しんでいる人にショウガ湿布を施すと、気持ちよさそうに眠り込んでしまうことすらあります。

❻断食療法で自然治癒する可能性

私たちが病気をした時、それがどんな病気であれ、出てくる症状は、ほとんどの場合、発熱と食欲不振です。「この二つこそ、世界の二人の名医である」といみじくも喝破したのが、ドイツのイセルス博士です。この二人の名医のご加護で、野生の動物は病気をしても自然治癒し、天寿を全うします。

発熱は、血液中や体の中の老廃物を燃焼して、血液を浄化する反応ですし、食欲不振は胃腸を休め、胃腸で使われる生命のエネルギーを病気を治すほうに向けている反応であると同時に、食物を摂ることによってできる老廃物をそれ以上、増やすまいとする反応です。

つまり、動物も人間も、病気をすると血液を浄化しようとする反応が出現してくるわけ

図表15　ビワ葉温灸のやり方

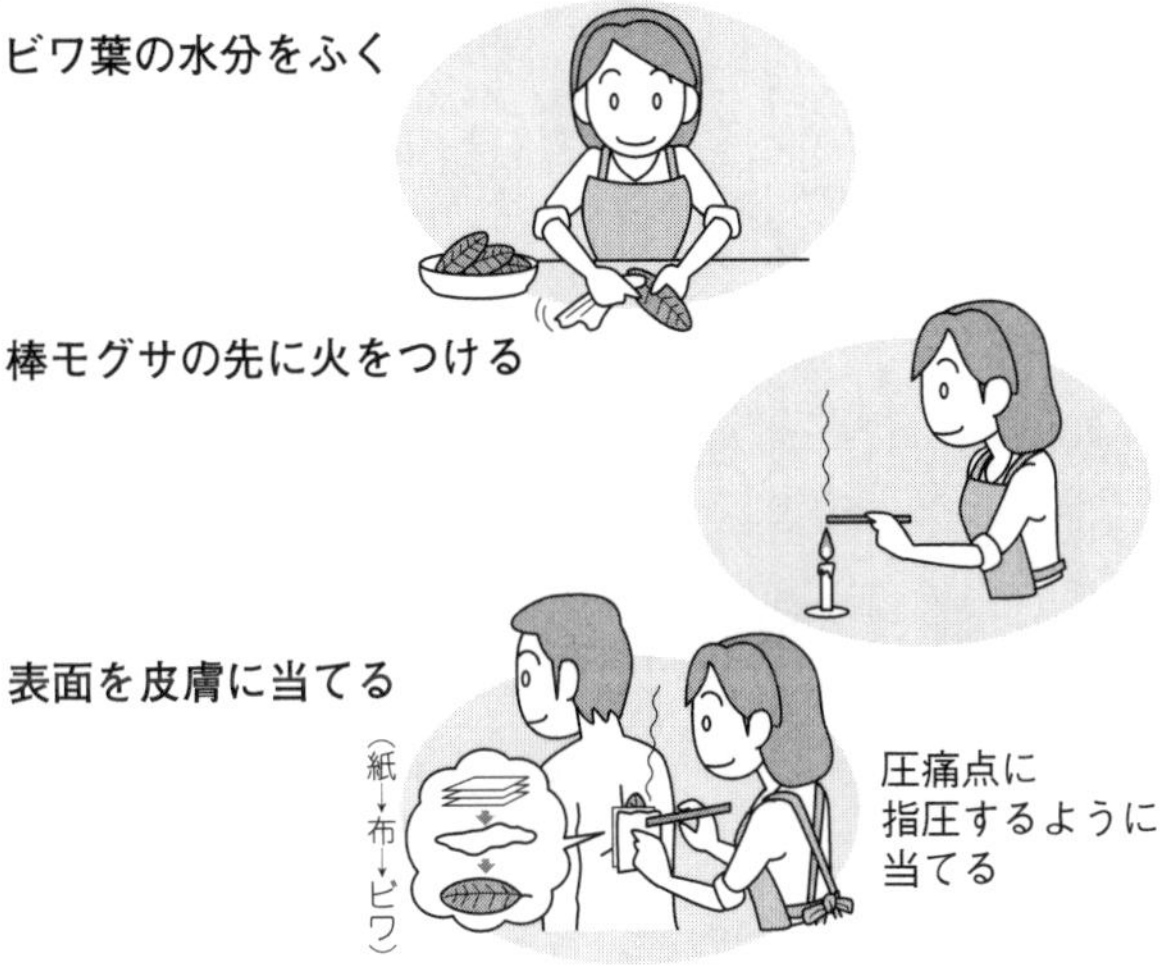
ビワ葉の水分をふく
棒モグサの先に火をつける
表面を皮膚に当てる
（紙→布→ビワ）
圧痛点に
指圧するように
当てる

用意するもの

ビワの葉 … 数枚、棒モグサ … 5本

やり方

①ビワ葉数枚を20分くらい水につける。
②ビワ葉の水分を布かティッシュでふきとる。
③棒モグサ（市販されている）5本にマッチかローソクで火をつける。1本を続けて使うと火が消えるので、4～5本用意しておく。
④火のついた棒モグサを枕金に並べて、しっかり燃えているか、消えていないかをチェックする。
⑤葉の表面（色の濃い面）を患部の皮膚に当て、その上に布と紙（ティッシュでないふつうの紙）を重ねる。棒モグサを上から当てて押しつけるのだが、ビワ葉と布と紙のために、跡がつくこともないし熱くもない。
⑥棒モグサで圧して、熱くなったら、患者に声を出させ、そのとき、パッと離して、次の圧痛点で同じように行う。

図表16　ショウガ湿布のやり方

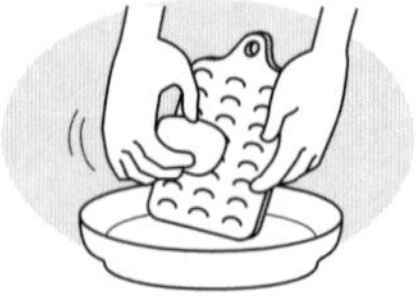

❶ ひねショウガをおろす

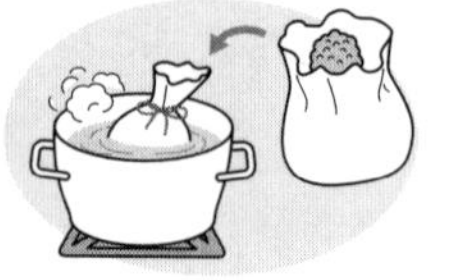

❷ 布袋に入れて70℃ぐらいの湯につける

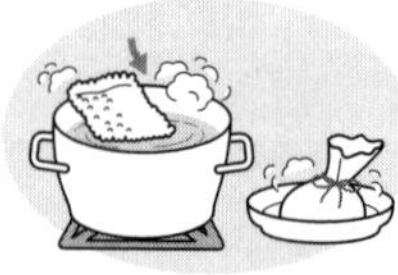

❸ タオルをひたす

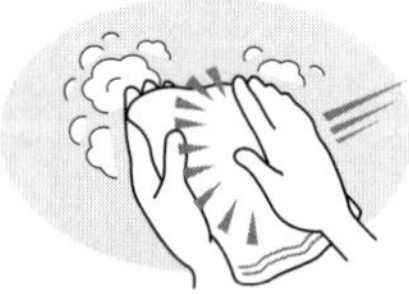

❹ 叩いて温度の調節をする

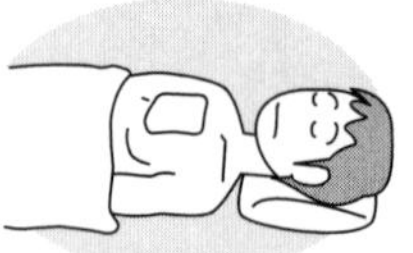

❺ やや熱めで患部に当てる

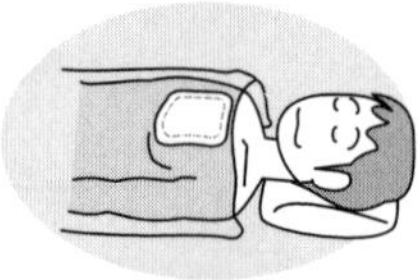

❻ ビニールをおき、その上にタオルをのせる

用意するもの

ひねショウガ…約150g、水…２ℓ、木綿の袋、厚めのタオル…２枚

やり方

①ショウガ約150gをおろし金ですりおろす。ショウガは新しいものでなくひねショウガがよい。
②おろしたショウガを木綿の袋に入れて上部をひもでくくる。木綿のハンカチなどにくるんで輪ゴムで止めてもよい。
③水２ℓを入れた鍋に②を入れて、火で熱し沸騰寸前で止める。
④鍋のショウガが冷めないようとろ火で温め続ける。

です。動物は、自然の命ずるまま、この二つの反応に病気の体を委ねるのですが、人間の場合「体力をつけるために少しでも食べねばならない」とか「解熱剤で熱を下げ、体力がなくならないようにしなければいけない」などという理由をつけて、天に唾する行為を、何の疑いもなく、というより、それが全く正しいと思い込んでやってしまいます。

それで、ますます、血液が汚れていくというのが現状です。

洋の東西を問わず、数千年も前から「断食療法」があります。水だけしか飲まないで数日ないし、数週間過ごす水断食の場合、人によっては相当に体力を消耗して辛いこともあるようですが、かなりの病気を治してくれるのも事実のようです。

私が、約三十年前に勉強に行ったことのあるスイスのビルヒャー・ベンナー病院でも断食療法は行われていました。ロシアのモスクワのニコライエフ教授は、一九三二年以来、ずっと断食療法を用いて種々の患者の治療にあたっています。

もともと精神科医としてスタートした同教授は、精神病患者が発狂する時、往々にして食を拒むことについて、「病気を治すための一つの反応である」と考え、患者の要求するとおり、はじめの数日間は水だけ、次はくだもの、その後はスープ、最後に普通食というように〝食事〟を与えてみると、ふつうは治りにくい統合失調症や神経症の患者で治るものがいることを発見しました。その後、同様のメニューで、種々の精神病患者の治療にあたったところ、一般の薬物療法より、ずっと高率でよい結果を得ることができたのです。その後、断食により、精神病患者が併せもっている糖尿病、心臓病、痛風……など諸々の身体疾患も好転、あるいは治癒することがわかり、今ではロシアの厚生省は、各病院に断食療法科を併設するよう義務づけているほどです。

私も三度、ニコライエフ教授の病院を訪れ、教えを受けましたが、現代医学では考えられないような、いわゆる「不治の病」が治っているのを目の当たりにして、ほとんどショックに近い感動を覚えました。その後、ニコライエフ先生の弟子で、当時のレニングラード（現サンクト・ペテルブルグ）の呼吸器病研究所のココソフ教授ら、三人の教授陣を招いて、東京で勉強会を催したことがありますが、喘息をはじめ、種々の呼吸器疾患にも断食は多大の業績を上げているとのことでした。

ガンの患者に対する断食については、中期以上の進行ガンに関しては〝栄養失調〟を恐れて、施行されていないようですが、初期ないし中期までの患者に関しては、延命ないし、時には治癒することもあるということを症例を出して説明してくれました。

ヨーロッパの自然療法病院の医師たちやロシアのニコライエフ教授の実践的研究、私がこれまでやってきたジュース断食療法に関する体験や知見をまとめると、断食の効能は、次のように言うことができます。

①胃腸を休めることで、全臓器の生理的休息が保たれ、全身が若返る

食を絶つことで胃腸が休むと、消化活動のために胃腸に血液を送っていた心臓も休みます。また、食物の消化・燃焼に必要な酸素を供給していた肺も休息します。食物が入ってこないと老廃物も少なくなりますので、肝臓や腎臓などの解毒臓器も休み、その結果、全身の臓器に命令を下していた脳・神経細胞も休息します。休息すると、臓器、組織、細胞は若返ります。

養鶏の世界では、有名な言葉に「強制換羽《きょうせいかんう》」というのがあります。

ひなから成長し、八カ月目から産卵し出す雌鳥は、一年から一年半すると老化のために産卵をストップするのですが、ここで、約十五日間の水断食を強いると、すべての羽毛が落ちて一時丸裸になり、再び新しい羽毛が生えてきて、また一年半産卵を続けるのだそうです。つまり、鶏が若返るのです。

私が経営している伊豆のニンジンジュース・ダイエットの保養所でも、ダイエット後は、皆さんが、肌がツヤツヤになる、目がきれいになる、身のこなしが素早く、柔らかくなる、という若返りの徴候が出てきます。中には禿頭の人で、毛が少しずつ生え出す人、白髪が黒くなっていく人もいて、「断食の若返り」効果に驚くことがあります。

「ガンの予防は?」「いつまでも若くあること」ということは、すでに述べましたが、「若

返り効果」がガンの予防と、治療の一助になることは疑いのないところです。

②発熱することで老廃物が燃焼する

断食は物を食べないので、体熱が下がるのではないか、と考えがちですが、実際はポカポカと体が温まってきます。

小鳥やチャボは、卵をかえす時、二週間から三週間、ほとんど、巣の中に座りっ放しで卵を抱いています。熱で卵をかえすのですから、食べたほうが体熱の上昇があるのなら、うんと食べるはずですが、実際は一日に一回だけ、数分間、巣から出てきて水を飲み、大きな糞をたれて、ほんのわずかな餌をついばんですぐ巣に帰ります。

発熱は、世界の二人の「名医」のうちの一人で、体内や血液内の老廃物を燃焼して血液を浄化してくれます。

③老廃物の排泄現象が活発化する

「吸収は排泄を阻害する」という生理学上の鉄則があります。あんまり食べすぎると、腸の中でも、吸収を担当する上部の腸が酷使され、逆に排泄を担当する下部の腸の力が弱まり、かえって便秘がちになることが往々にしてあります。

また、食べすぎると、血液が腸のほうへ集中し、尿を作る腎臓への血流が少なくなるため、尿の出も悪くなり、何となくむくんできたりします。「逆もまた真」で、断食すると、排泄がうんと盛んになります。「吸収を休ませると、排泄が促進する」とでも言いましょうか。断食中は、口中がネバネバする、口臭が強くなる、舌の上の苔（舌苔）が厚くなる、目やに、鼻汁が多くなる、濃い痰が出てくる、汗もネットリしたものが出てくる、帯下《たいげ》が生ずる人がいる、発疹（断食疹という）が出る、濃い尿が出る、宿便が出る……というように、よくもまあ、これだけの老廃物がたまっていたものだとびっくりするくらいの「汚れ」が外へ出てきます。中には、自分の吐く息のくさに気づかず、「部屋がくさいので、部屋を替えてくれ」などという人も、私の保養所にジュース・ダイエットに来る方の中にはいらっしゃいます。

こうした老廃物はすべて、血液中や体の細胞の汚れが出てきたものです。つまり、断食は、血液を浄化してくれるのです。

④自己融解が起こる

断食中は、タンパク質、脂肪、糖分、ビタミン、ミネラルなどの栄養素の供給が断たれます。ニンジンジュース・ダイエットの場合も、わずかの糖分、ビタミン、ミネラルの供給はできますが、脂肪やタンパク質はほとんど含まれていません。

そこで、体の生理状態は、外から食物として栄養を摂取することをあきらめ、栄養の摂取方法のスイッチを切り換えます。つまり、体内で、全く健常な生理状態では存在しない余分なものを食べて栄養にして生き延びようとするのです。老廃物、余っている糖分（とくに糖尿病の人）、脂肪肝や動脈硬化の元凶である余分な脂肪、そして、炎症を起こしている細胞やガン腫……などが、正常細胞の食料になるわけです。ということは、病気が「自己融解」、つまりなくなってしまうのです。英語でも autolysis と言います。

体の中の余剰物を、健常細胞は食って生き延びているので、断食中は空腹感を感じなくてすむのです。

私の保養所では、この二十年間で約二万人の人がニンジンジュース・ダイエットをされましたが、皆さん、はじめは、「すごいであろう空腹をどう乗り切ろうか」とか「フラフラで倒れはしないか」などと不安と心配でやって来られますが、二〜三日して、空腹感もないし、むしろ元気もよくなると、毎日のように近くのゴルフ場でゴルフをされたり、山歩きをしたり、海水浴に行かれたりと、一日中遊び回っておられます。一回ジュース・ダイエットをやると、その爽快感が忘れられず、毎年一〜二回はやって来られる人がたくさんいらっしゃいます。最近は、お医者さんもずいぶんみえられるようになりました。

⑤白血球の貪食力が増し、ゴミや汚れが浄化される

白血球は、私たちの血液中を泳ぎ回っている単細胞生物です。アメーバやゾウリムシと同じ類のものです。ばい菌が体に侵入すると貪食する、と言われますが、ばい菌に限ら

ず、何でも食べます。

白血球一個で、ふつうばい菌一四個くらいを食べますが、肥満児の白血球や、アイスクリームやパイやチョコレートをいっぱい食べた後の子どもの白血球は、一個でばい菌を五〜六個しか食べなくなります。最近のネコがネズミを捕らなくなったのは、キャット・フーズを与えて満腹にさせるからです。太っていて、栄養が過剰な人の血液の中の白血球も満腹状態なのでしょう、貪食力が落ちています。断食により、白血球も〝空腹〟になると、体内や血液中のゴミや汚れを貪食する力が増強し、血液が浄化されます。

その他、入浴や運動によって、体熱が上がると、白血球の貪食力が増すことを、私は実験で確かめております。

断食により、体熱が上がり、白血球の機能が亢進すると、ますます血液の浄化につながろうというものです。

私がモスクワのニコライエフ教授を訪れ、「ニンジンジュース・ダイエット」の話をすると、「水断食以外は断食とは言えない。ドクター石原のやっているのは、減食療法だ」といつも叱られました。

ニンジンジュースを一回に約五〇〇cc（コップ二杯半）、朝、昼、夕の三回、計一五〇〇

ccを飲みながらやるジュース断食は、確かに断食ではなく、「ジュース・ダイエット」というほうが正確です。

一日の量（コップ九杯）で一〇〇〇キロカロリーもありますし、断食とは言えないかもしれませんが、①〜⑤に示した断食の効能の恩恵にジュース・ダイエットでも十分に浴することができます。

それに、ビタミン、ミネラルも十二分に含まれているので、血液の浄化、体細胞の浄化・再生・若返りには、水断食よりずっと効果的であると、私は確信しております。

水断食を何回も経験された方が、よく私たちの保養所にジュース・ダイエットを試しに来られますが、ダイエット中やその後の体力の消耗も全くなく、「気分爽快です」と喜ばれる方がほとんどです。

なお、ジュース・ダイエットでも一週間やると、あと三日間は、一日目・重湯、二日目・お粥、三日目・普通食……というように徐々に元に戻します。経験のない人が一週間もやると、いろいろな症状の出現や体調の変化にとまどったり、不測の事故が起こらないとも限りませんので、ジュース・ダイエットは自己流ではやらないでください。その代わり、家庭では、毎日、ニンジン・リンゴのジュースを愛飲されるとよいでしょう。

ニンジン二本（約四〇〇g）→二四〇cc ┐
リンゴ一個（約三〇〇g）→二四〇cc ┘計四八〇cc（コップ二杯半）

を、一日のうち、いつでもお好きな時に飲まれてよいのですが、前にも述べましたように朝食breakfastは、前日の夕食後、断食していたあとの最初の食事という意味です。朝食は〝断食〟後の補食に当たる食事なので、このニンジンジュースを朝食代わりにされるのが、胃腸に負担をかけずに一番よいのです。

また、欧米の民間療法では、ずっと昔から経験的に、「ニンジン・リンゴ・キャベツの組み合わせが、ガンに効く」と言われていますので、「ガン」にはキャベツを五〇〜一〇〇g加えられるとさらによいでしょう。ガン予防のためにも、また、ガンになっている人の再発予防のためにも同様です。

西洋医学では、「ガン予防にはビタミンA・C・Eやカロテン……」などと言う割には、ガン患者の手術後の病院食で、そうした栄養素の豊富な食物が出てくるのを聞いたことがありませんし、退院後に、そういう食生活を指導している様子もありません。つまり、予防と治療は全く別と考えられているフシがありますが、本来、予防によいものは治療の助けにもなるハズです。なお、「断食」に関しては、拙著『断食養生術』（ＰＨＰエル新書）をご参考ください。

3 自然療法病院の取り組み

ビルヒャー・ベンナー病院の手法

昭和五十四（一九七九）年、私はスイスのビルヒャー・ベンナー病院に自然療法の研修に出かけました。

以前、アメリカの自然食運動の視察旅行をした時、サンフランシスコの自然食品店の書籍コーナーで買ったキルシュナー博士の『生きた食物・ジュース』という本の中に、この病院が紹介されていたのがきっかけです。

キルシュナー博士は、「なぜ生ジュースが健康によいのか」の説明の中で、ビルヒャー・ベンナー病院の創設者のビルヒャー・ベンナー博士の「植物は太陽エネルギーのかたまりである。太陽エネルギーは生命を作り出したもとであるから、我々の生命を養っていく食物は植物でなければならない。太陽の光こそ我々の生命の原動力である」という言葉を引用されていました。この病院が、スイスのチューリッヒにあるということで、イチかバチか、図々しくも、ベンナー病院の院長宛に手紙を書いてみたのです。

内容は、「私は医師になって五年ばかりの若僧ですが、学生時代よりずっと自然医学に興味をもっており、自然食、とくにベンナー博士がご指摘の raw food（生きた食物）の大切さについては、健康維持と病気治療のキーポイントだと常々思ってきました。今、大学院にて白血球の機能に、栄養や運動が及ぼす影響について研究中ですが、多少の時間的余裕もあり、是非、貴病院で、自然療法の勉強をしたい……云々」というものでした。

ダメもとという気持ちでいた頃、約二週間後に、大変丁重な御返事を、当時の院長であるリーヒティ・ブラシュ博士よりいただき、驚きと感激で胸がいっぱいになりました。内容を読むと、「自分は創設者のビルヒャー・ベンナー博士の姪です……」から始まっていますが、よく見るとヨーロッパでは、いまだに存在する伯爵でいらっしゃることもわかり、びっくり仰天。「どうぞ、勉強に来て下さい……」と結んであるものだから、破れかぶれのつもりで、その年の夏に、チューリッヒの病院を早速訪れたのでした。

人口約四〇万人の美しいチューリッヒの街の中心部にあるチューリッヒ湖を遠巻きに取り囲む緑多い丘の中腹にベンナー病院はありました。

日本的な「病院」というイメージとは全く違い、美しい緑の木々の中に四つの病棟があり、眼下には美しいチューリッヒ湖と街並みが見下ろせます。

当時、ベンナー病院は院長のブラシュ博士の他、外科医で針灸をやっておられるザイラー博士ら四人の医師、それに看護師などパラメディカルのスタッフ数十人で構成されていました。

患者は全員、個室に入院しているのですが、よほどの重症者以外は、臥床している人はいません。

朝七時に起床すると朝の散歩に参加します。看護師や理学療法士とともに、清澄な空気を胸いっぱいに吸いながら庭の中を散歩しますが、皆すがすがしい顔で談笑しながら、思い思いに歩いていきます。会話を聞いていると、ドイツ語あり、フランス語あり、英語、スペイン語、イタリア語……と、なかなか国際色豊かです。

八時になると朝食ですが、皆、高級レストラン並みの食堂まで歩いて食べにいきます。そこには、各人の病状に合わせたメニューが置いてありますが、肉、卵、牛乳、バターなどの動物性食品はいっさい供されません。ナッツ、黒パン、ジャガイモ、野菜、豆類、くだもの、もやし、ハーブティー、それにスイスでは有名なビルヒャー・ミューズリーが食卓に並びます。これは、ヨーグルト、小麦胚芽、くだもの（リンゴ、ブドウなど）をミキサーにかけてドロドロにしたもので、やや酸味の利いたなかなかオツな味のするベンナー病院の特効食です。

昼食は、ややボリュームがあります。つまり野菜スープなどが加わりますが、もちろん、動物性食品はありません。

夕食は朝食に準じ、ごく軽めで、基調は黒パン、野菜、くだものです。

朝、昼、夕の食事の時、必ず一緒についてくるのが、ニンジンとリンゴのジュースです。ベンナー病院の治療の基本である「生きた食物」の中心が、ニンジンというわけです。一九八二年に米国科学アカデミーより、「ニンジンなど緑黄色野菜の中のビタミンＡ・Ｃ・Ｅが、ガンを予防する」と発表されて以来、ニンジンジュースブームが到来しましたが、ベンナー病院では、そうした科学的な裏付けが明らかになるずっとずっと以前より、臨床上の経験から、ニンジンを「万病を癒す野菜」として重宝してきたのです。

こうした朝、昼、夕の食事のメニューの他にも、ガン患者やその他の重い疾病にかかっている人は、数日から数週間のジュース断食を食事処方箋として課せられることもあります。

食事以外の時間は、病状に応じて週一回から数回、院内の診療所で医師の診察があるし、必要な人はレントゲン検査や血液検査も受けられます。

その他の自由時間は、広大な庭で水着を着て日光浴をする人、木陰で読書をする人、療友と語らったり散歩をする人、温冷浴療法やマッサージ、ハリ、指圧、体操などの物理療法を受ける人……など、さまざまです。図書室に行き、自然療法の本を読みふける人もいます。

このような環境の中で病人たちは、病気という目の前の小さい問題だけではなく、自然について、生命について、社会について、人の和について思索し、またいろいろな体験をして人生を知り、病気について悟ります。そして自分の病気が文明、不自然、不幸と同義語であることに気づき、病状が回復すると自国に帰っていくのです。まことにすばらしく、理想的な病院です。

もともと病院（hospital）という言葉は、歓待（hospitality）から由来していますが、真の病院のあるべき姿とは、清澄な空気、緑の木々、自然のままの生の（生命のある）食物……など、自然のホスピタリティを備えていることこそ一番大切である、と思ったものです。

自然療法病院に共通する「浄血」療法

さて、この病院に滞在中、何人ものガン患者に接する機会を得ましたが、この病院にいる間に、ガンの原因が、食事の誤り（食べすぎ、動物性食品過剰）、精神的ストレス、運動不足などの不自然そのものであることを悟り、病状が軽快すると、皆自分の家で、この病院でやったことの続きをやるんだと眼を輝かせて帰っていくのが印象的でした。

この病院は、一八九七年にビルヒャー・ベンナー博士により開設されました。今、アメリカで流行しているゲルソン療法やメキシコのコントレラス病院の療法などが出現するずっと昔から、このraw（生の、生命の）food（食物）を治療の最重点としてきた自然療法病院です。

毎朝開かれる看護師をはじめパラメディカルなどのスタッフたちと医師団との、患者さんたちの容体に関するカンファランスでも、看護師の患者に関する病状報告に対して、医師たちは、朝のニンジンジュースの中にセロリをつけ加えたほうがよいとか、昼のサラダにはタマネギをプラスすべきだとか、食事はやめてニンジンジュース断食をすべきだ……などと食事の指示をするのです。まず一般の病院では考えられないシーンですが、考えてみれば、ベンナー病院方式こそ医の原点であるべきで、「食事」のことは、カロリーやらタンパク、ビタミンくらいしか考慮に入れず、対症療法に終始している一般の病院のほうが、異常であると思えてなりません。

「生命」こそ、この宇宙では最高のバランスであり、過不足のないものです。

血液は体内の老廃物、酸毒物という余分なものにより汚れることを考えると、過不足のない「生命」をもった「生の」野菜こそ血液を浄化し、その人の生命を養い、健康を増進し、病気を治す原動力になるのです。

その後、二回来日され、大の親日家になられたリーヒティ・ブラシュ博士に、「ニンジンジュースがなぜ、ガンに効くのか」と質問したことがあります。答えは「ニンジンジュースのある種の成分が、Tリンパ球の機能を高めて抗ガン作用を発揮すること、ニンジンジュースは、人間の体に必要なほとんどすべての栄養素を含んでおり、血液に生命を与え、血液浄化作用をするから」とのことでした。

これまで、ガンを自然療法で治す病院をいくつか訪れましたが、共通する治療法は「浄血」ということでした。

メキシコ・ティファナのゲルソン病院では、ガン患者にニンジンジュースを一時間ごとに十二時間にわたり、一日一三杯飲ませ、食事は黒パンと生野菜、くだものだけ、というものでした。イギリスのブリストル・ガンヘルプセンターでは、ガン患者に対して、瞑想を中心とする精神療法で治していましたが、食事は黒パン、野菜、くだもの、ニンジンジュースが中心でした。また、ドイツ・ミュンヘンにある市民病院の「自然療法科」では、ガン患者にヒルで吸血させる浄血療法を施したり、温熱療法がなされているのが印象的でした。世界の先進国で、ガンの自然療法が市民権を得つつあるのです。

第5章

現代医学が明かす「ガンの真実」

1 ガン細胞の特徴は「自立性」と「先祖返り」である

古代ギリシア人もガンになっていた

古代ギリシア人の彫刻には「乳ガン」を示すものがあるし、エジプトのミイラの中にも骨ガンが発見されています。インドの「ラーマヤナ」（BC二〇〇〇年頃）にも、乳ガンを鉄で焼いて処置したという記録があります。その後、ギリシアの医聖ヒポクラテス（BC四六〇～三七七）は、ガンをはじめてカルキノス（カニの意）という言葉で表現し、後に、英語のキャンサー（cancer）や、ドイツ語のクレブス（krebs）の語源になりました。ギリシアの医学者ガレノス（一三一～二〇三）は、ガンの周囲にたくさん集まっている血管の様子がカニの足に似ているので、この名がつけられたのだろうと述べています。中世になり、十四世紀のハンセン病、十五世紀のペスト、十六世紀の梅毒、十七世紀の痘瘡というように、感染症でほとんどの人が死んでいった時代には、「ガン」は医学史よりほとんど消え失せてしまいました。「ガン」が再び登場するのは、ルネッサンスとともに医学が近代化してからになります。

細胞は生命の「最小単位」である

生物の体を構成する最小の基本単位が細胞で、大きさは直径一〇〜三〇μ（一μ＝一〇〇〇分の一㎜）のものがほとんどです。私たち人間の体は六〇兆個の細胞で成り立っていますが、レンガ造りの家を考えた場合、一個一個のレンガに当たるものが細胞と考えてよいでしょう。

細胞は、核と細胞質からできており、核は、文字どおり細胞の生命現象を営む中核であり、核の中には、その細胞はもちろん、子孫の細胞の構造や働き、性質を決定する遺伝情報を担っている「染色体」が存在しています。色白の肌とか、背が高いとか低いとかの遺伝情報を内蔵しているわけです。その染色体の本体がＤＮＡ（デオキシリボ核酸）やＲＮＡ（リボ核酸）と呼ばれる核酸です。

細胞質は八〇〜九〇％が水分で占められ、残りがタンパク質一〇〜二〇％、炭水化物一％、脂質二〜三％で、他にミネラル（鉄、カルシウム……）やビタミンなども含まれています。この細胞質の中で、種々の物質を合成したり分解したり、それを移動したりという新陳代謝がなされているのです。細胞自身も分化、成長、増殖をし、刺激が加わると運動したりもします。

たとえば、注射器の先からポトリと落としたほんの一滴の血液の量（一㎣）の中に、白血球は、四〇〇〇〜八〇〇〇個程度含まれています。

この白血球一個一個が「細胞」で、外から体内に細菌が侵入すると、その細菌のいるところまで遊走（運動）していき、細菌を貪食して殺菌し、それを融かしてしまいます（物質の分解）。

肝臓の細胞を例に取って考えてみましょう。肝臓を形造っている数億個の肝細胞一つ一つが、解毒、胆汁の産生、血液、ビタミンの貯蔵、血球の破壊、栄養素の合成や分解などの働きをしています。

こうした細胞は、血液が運んでくる酸素（呼吸によって肺より取り入れたもの）を吸い、食物として腸から吸収したタンパク質、脂肪、糖分、ビタミン、ミネラル、水分などの栄養素を食べて活動源にしています。それによって、細胞それぞれの生活現象を営んだあとは、二酸化炭素や種々の老廃物を排泄し、それらを再び血液が、肺や腎臓に運んでいって、そこから呼気として、あるいは尿として体外へ排出されるわけです。

すなわち、私たちがご飯を食べ、空気を吸い、それによってエネルギーを出して種々の仕事をし、その結果、できた二酸化炭素、尿酸、尿素窒素などの老廃物を排泄するのと全く同じことを細胞はやっているわけです。細胞が、生命の「最小単位」と言われる所以でもありましょう。

体の中には、脳細胞、皮膚の細胞、肺や胃の細胞など種々の細胞がありますが、もとはと言えば、すべての細胞が母親の卵子一個と父親の精子一個が合わさってできた受精卵から出発しています。

受精卵は、何回も分裂をくり返して種々の細胞塊を作り、異なった形と機能を備えるようになり、脳細胞、皮膚細胞、肺や胃の細胞……に分かれていきます。このように細胞の質的変化は「分化」と呼ばれ、細胞が分裂して、どんどんその数と量が増えていく現象は「成長」と呼ばれます。

体の細胞は、毎日少しずつ壊され、同じ量だけ再生されていますが、胃腸の上皮細胞のように、分裂が盛んでどんどん更新されるものもあれば、肝臓やすい臓の細胞のように更新されるのに一カ月以上もかかるものもあります。また、脳細胞や神経細胞、心筋細胞のように一生涯、新生されないものもあるのです。

ガンは、細胞の先祖返り

血液中の白血球が、骨髄中の幼若白血球から白血球特有の貪食・殺菌能を有する細胞に成長したり、肝細胞が解毒や胆汁産生という肝細胞本来の働きを遂行できる細胞にまで成熟するのには、それぞれ幼若な細胞から段階的に成長していくのです。

たとえば、貪食・殺菌能を有する多核白血球は骨髄の中で血液幹細胞より骨髄芽球に成長し、さらに、前骨髄球、骨髄球、後骨髄球、桿状球、分葉球の順で成長していきます。桿状球や分葉球になってはじめて、骨髄より血液中に出てきて、貪食・殺菌という本来の働きができるようになるのです。

白血病というのは、骨髄芽球や前骨髄球など、白血球本来の貪食・殺菌能をいまだもっていない幼若白血球が骨髄中で大量に増殖して、血液中に出現してくる病気です。結局は、骨髄の中も、血液中も白血球としての働きのない幼若球に占められ、本来の成熟白血球（桿状球や分葉球）が極端に少なくなるので、肺炎や髄膜炎などの重篤な感染症を起こしてきます。造血の場所である骨髄中で、骨髄芽球が増えすぎると、止血作用を発揮する血小板や赤血球の造血も妨げられて、血小板の減少や貧血を来し、脳内や胃腸での大出血や貧血を起こして、生命を断たれるのが白血病です。

白血病に限らず、肝臓ガンでも胃ガンでも、子宮ガンでも同様のことが起こるわけです。

本来の働きをもたない幼若な肝細胞や胃の細胞、子宮の細胞がその部分で異常増殖し、正常細胞を物理的にも機能的にも圧迫してそれぞれの臓器の〝業務〟を奪ってしまうのが、「ガン」と考えてよいでしょう。

図表17　腫瘍の特徴

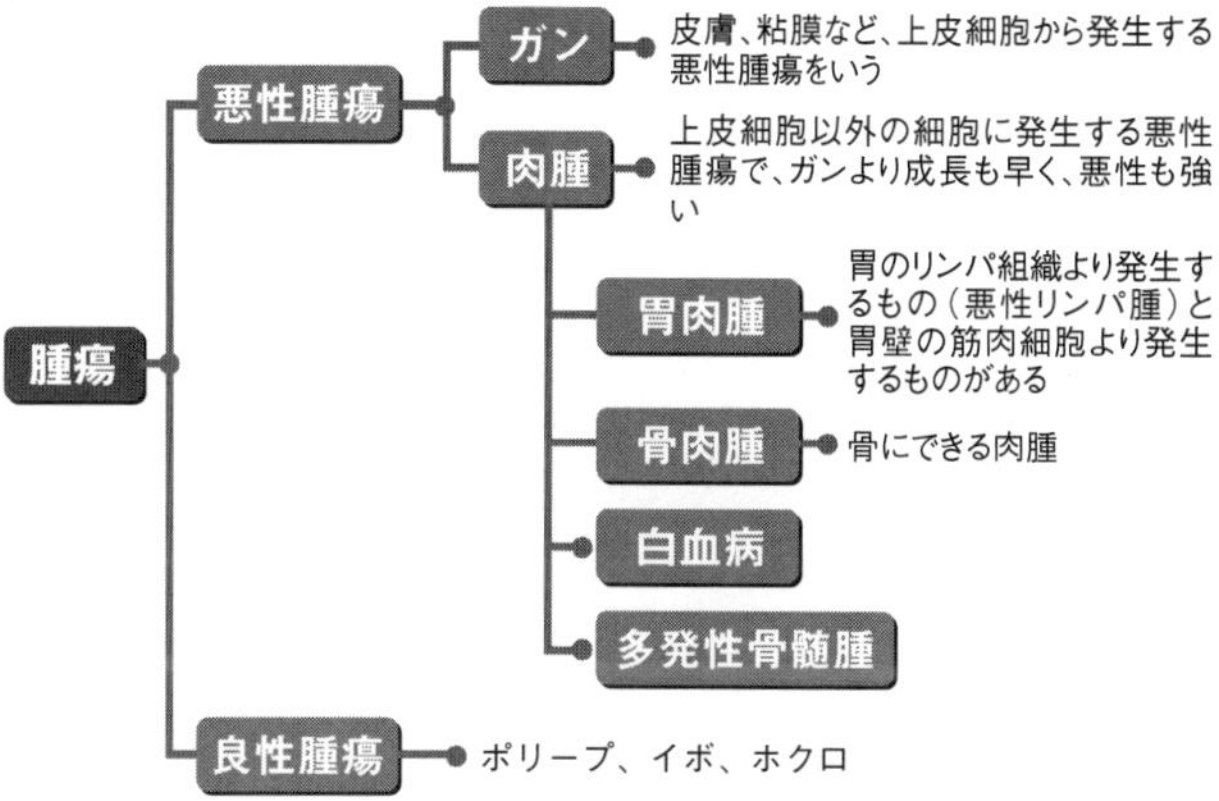
腫瘍
悪性腫瘍
ガン
皮膚、粘膜など、上皮細胞から発生する悪性腫瘍をいう
肉腫
上皮細胞以外の細胞に発生する悪性腫瘍で、ガンより成長も早く、悪性も強い
胃肉腫
胃のリンパ組織より発生するもの（悪性リンパ腫）と胃壁の筋肉細胞より発生するものがある
骨肉腫
骨にできる肉腫
白血病
多発性骨髄腫
良性腫瘍
ポリープ、イボ、ホクロ

つまり、「ガン」を細胞学的に一言で言えば、「細胞の先祖返り（幼若化）」と言えるのです。

ガン細胞の「自立性」とは何か

ガン以外でも傷を受けた皮膚や一部切除された肝臓では、「再生」という現象が起きます。こうした場合の細胞の増殖は、欠損した部分を修復するため、必要なだけ行われ、目的を達すると止むのが通常です。

しかしガン細胞の場合は、隣接の臓器に突き当たろうが、自分自身の臓器の機能が失せようが、どんどん増殖し、放っておけば、無限に増殖するが、いつかは宿主（ヒト）が死んでしまうので、ガン細胞に栄養を供給してくれるものがなくなり、自らも死滅する、というちょっと理解に苦しむような行動を取ります。このように、体の規則性に従わないで、どんどん増殖する様子を「自立性」と呼び、「先祖返り」（脱分化）とともにガン細胞の特徴なのです。

また、血液やリンパ液を介して他臓器に転移し、そこに定着して増殖を始めるという特徴ももっています。

これに対して良性腫瘍の場合、腫瘍の周囲の細胞の破壊がないため出血がほとんど起こらないこと、また転移をしないことが特徴です。

2 ガンはどのように分類されるか

❶顕微鏡的に見た細胞の形による分類

①腺ガン……………消化液を分泌する胃腸や、子宮、卵巣、前立腺などホルモンを分泌する生殖器などは、分泌腺組織より成っている。この腺組織より発生するガン

②扁平上皮ガン……口腔、食道、気管、膣、尿道など外界と直接つながる部分は、丈夫な扁平上皮でできている。ここより発生するガン

③未分化ガン………腺ガンか扁平上皮ガンかはっきりしないガンで一番悪性

に分けられます。しかし、肺ガンの場合は、できる場所によってガンの種類も違い、治療法や予防もかなり異なっています。

肺ガン
- 腺ガン（呼吸作用を営む肺の末端部にできる）…………喫煙と無関係
- 扁平上皮ガン（外界と接している気管・気管支にできる）……喫煙と関係
- 未分化ガン（大細胞ガン／小細胞ガン）……………………悪性が強い

❷病理学的細胞診

臨床医（内科医や外科医など）が、視診、触診で、ガン（悪性）なのか良性腫瘍なのかはっきり区別できない場合、一部を切り取り病理医による顕微鏡的診断を仰ぎます。いわゆる細胞診をするわけですが、次の五つの段階に分けます。

クラスⅠ……異常なし
クラスⅡ……異常なし
クラスⅢ……疑陽性（異常はあるが、ガンとの確診はつかない）
クラスⅣ……陽性（確実にガンである）
クラスⅤ……陽性（確実にガンである）

Ⅳはガン細胞が少数、Ⅴはガン細胞が多数存在しているという意味です。

❸ガンの進行の状況による分類

①０期
１期……早期ガン
２期……リンパ節に転移
３期……進行ガン

４期……末期ガン

②初期ガン……無症状
早期ガン……あとでふり返れば「おかしかった」という程度の症状
進行ガン……痛み・しこり・出血（血痰、吐血、下血、血尿など）などが出現
末期ガン……原発部位の症状のみならず、転移部位の症状も出現。全身症状（倦怠感、体重減少、貧血、浮腫など）が出てくる

❹原発か転移かによる分類
原発性ガン……初発部位のガン
転移ガン………他臓器のガンが血行性またはリンパ行性に転移したガン

❺国際臨床分類（ＴＮＭ分類）
Ｔ（Tumor＝腫瘍）…………原発ガンの大きさ、広がり、深さをT_1〜T_4まで
Ｎ（Node＝結節）…………周囲のリンパ節への転移の程度をN_0〜N_3まで
Ｍ（Metastasis＝転移）………転移なし（M_0）〜転移あり（M_1）まで
T_1〜T_4、N_0〜N_3は、数字が大きいと症状が重い。

3 身の回りに存在する、さまざまな発ガン物質

発ガン物質による慢性刺激がガンを発生させる

発ガンの原因として、一八〇〇年代からコーンハイム（独、一八七八年）の胎生迷芽説、ウィルヒョー（独、一八五八年）の刺激説をはじめ、突然変異説、分化異常説、ウイルス説など、種々の学説が唱えられてきました。

イギリスの外科医パーシバル・ポットが、一七七五年にロンドンの煙突掃除人が、皮膚や陰嚢《いんのう》にガンが発生しやすいことを発表して以来、ドイツのザクセンのエルツ山地で働く鉱夫に肺ガンが多く発生することをパラケルススが報告し、また一八九五年、レーンは、アニリン工場の従業員に膀胱ガンが多いことを発見しています。その後、タール工場の工員に皮膚ガンや肺ガン、ヒ素鉱山の鉱夫に皮膚ガン、アスベスト工場労働者に肺ガン、ベンゼン工場労働者に白血病が多いことなどが報告され、職業ガンがクローズ・アップされてきたのです。

つまり、職業ガンは体にとって有害な物質に恒常的にさらされることが発ガンの原因に

なることを示唆しています。すなわち、ウィルヒョーの言う「発ガン物質による慢性刺激が、ガンを発生させるのではないか」という「慢性刺激説」が、疫学的に証明されてきたわけです。

ウィルヒョーに師事し、後に東京大学の教授になった山極勝三郎とその弟子の市川厚一は、うさぎの耳にタールを九カ月塗り続けて皮膚ガンを作ることに成功し（一九一五年）、ウィルヒョーの「ガン慢性刺激説」を実験で裏付けましたが、これは、世界で最初に人工的に作り出されたガンだったのです。

こうした「ガン慢性刺激説」の側面より、これまでに種々の発ガン物質が発見されており、その数は、何と二〇〇〇種類以上にものぼることがわかっています。医薬品、食品添加物、化粧品、殺虫剤などの人工合成品をはじめ、大気中や飲料水の中の物質、自然の中の野菜や草花にも、発ガン物質が存在することが明らかになっています。

4 外来の発ガン要因

食物

①ニトロソアミン……ヒトのガンのほとんどを発生させることのできる強力な発ガン物質

ハム・ソーセージなどの発色剤や、生野菜や漬け物中の亜硝酸や魚肉や魚の卵の中の二級アミンとによって合成される。胃の中でもこの反応は起こる。ビールにも含まれる。

②植物

ワラビ……プタキロサイト
ソテツの実……サイカシン
フキノトウ……フキノトキシン

③加熱食品

トリプトファンL、グルタミン酸、リジンなどのアミノ酸が、加熱されてできるトリプ1-P、グル-P-1。つまり魚や肉の焼けこげ（イニシエーターである）。

④カビ毒

アフラトキシン（アスペルギルス・フラーブス）……ピーナツ、トウモロコシ、小麦に発生

ステリグマトチスチン（アスペルギルス・ベルシカラー）……麦、アズキ、みそに発生

⑤食品添加物……不自然な鮮やかすぎる色は危ない

防腐剤、着色剤、発色剤、漂白剤、酸化防止剤が、佃煮、スナック菓子、菓子パン、中華麵、清涼飲料水、食肉……などに含まれている。

環境汚染物質

タール……舗装道路

カドミニウム……自動車の排ガス、工場廃液より土中、植物中に

ベンツピレン……ディーゼル車より

PCB……塗料、農薬、プラスチックに使われ、使用後、大気、土、海を汚染

クロロホルム……医薬品、衛生材料に使われ、使用後、河川、土を汚染

農薬（BHC、DDT、ドリン剤）

Sr90（ストロンチウム90）……原爆による汚染

風習

包茎の人の陰茎ガン……南アフリカの原住民のなかには陰茎の先端まで包皮を引きのばして出口を狭くする習慣があり、恥垢《ちこう》による陰茎ガンが多い

ヨード不足による甲状腺腫……スイス、アンデス地方

熱いお茶をすする習慣による食道ガン……奈良県、群馬県や長野県

ウイルス

EBウイルス……中央アフリカで、子どものアゴに発生するバーキットリンパ腫

HPV（ヒトパピローマウイルス）……子宮頸ガン、陰茎ガン、一部の皮膚ガン

HTLV‐1（1型成人T細胞白血病ウイルス）……成人T細胞白血病

HBV（B型肝炎ウイルス）……肝臓ガン

HCV（C型肝炎ウイルス）……肝臓ガン

などが、人間のガンを作ることでよく知られているウイルスです。

水道水

トリハロメタンやトリクロロエチレンなどの発ガン物質が含まれている。アメリカでは、トリハロメタンの入った水道水を飲んでいる者は、井戸水を飲料水としている人より腸・膀胱ガンの発生が一五％も高いことがわかっている。

放射線

一八九五年にレントゲンがレントゲン線（X線）を発見した七年後の一九〇二年に、三十三歳のレントゲン技師が右手の甲のガンにかかったことや、放射線科の医師が他科の医師より五年くらい短命だったこと、また広島、長崎の被爆者が白血病をはじめガンにかかる率が高いことなどから、放射線の被曝と発ガンの関係が明らかになってきました。バリウムを飲んでやる胃腸透視の検査で使う放射線でも年間数百人が白血病その他のガンにかかると主張している医師もいるくらいです。

紫外線

一八九四年、ドイツのＰ・ウンナが皮膚ガンは皮膚が太陽光線にさらされて起こると発表して以来、紫外線と皮膚ガンの関係が注目されてきました。紫外線を吸収するメラニン色素の少ない白人には皮膚ガンが多いことは事実です。

宗教

ユダヤ人は、生後すぐ割礼を受けるので陰茎ガンや子宮ガンが非常に少ない。逆に包茎の人は恥垢がたまりやすく陰茎ガンになりやすい。

喫煙

一九五五年、ストックスとキャンベルが「肺ガンによる死亡率は、タバコの煙、大気汚染またはその双方に由来する三・四ベンツピレンという発ガン物質の曝露量とぴったり並行する」と発表して以来、タバコと発ガン（とくに肺ガン）に関するおびただしい疫学調査と研究の結果が報告されています。愛煙家の発ガンによる死亡率は、非喫煙者の約六倍もあるし、紙巻きタバコを一日四〇本以上吸う男性は、非喫煙者の六〇倍にもなるという調査報告もあります。

喫煙により八〇〇℃前後で燃焼された煙には約一五〇〇種もの物質が含まれており、ニコチンをはじめ、タール中のインドール、ベンツピレン、エーテル、エステル、種々の重金属など、発ガン物質が山ほど存在します。タバコの煙は、「大気汚染の濃縮型」と言っても過言ではないでしょう。肺ガンの原因の七〇％までが、タバコとされています。また、喫煙中のCO（一酸化炭素）は、体内で赤血球と強力に結びつき（酸素と赤血球の結合力の二五〇倍）、体の中の六〇兆個もの全細胞を慢性的な酸素不足に陥れ、発ガンの重要な素地を作ると考えられます。

（一日の喫煙本数）×（喫煙年数）＝（ブリクマン指数）

という計算式があり、この値が六〇〇を超えると、八人に一人の高率で肺門型のガン（肺の入り口の太い気管支にできるガン）になることが統計的にわかっています。

毎日の喫煙本数が三〇本で二十年間、二〇本なら三十年間、タバコを吸うと、肺ガンになりやすいということです。

米国のホフマン博士は、タバコを吸う本人が吸い込む主流煙に比べて、副流煙（紫煙）には、数倍から数十倍もの発ガン物質（ニトロソアミン、タール、ニコチンなど）が含まれていると言っているくらいですから、不本意喫煙を強いられる人はたまったものじゃない、ということになります。

世界では、毎年二〇〇万人の人が「タバコ死」をしているし、先進国人口の一二億五〇

○○万人中、二億五〇〇〇万人がタバコで死ぬ、などというデータを出している学者もいます。少し、ヒステリックなデータかもしれませんが……。

なお、米国人の喫煙率は一三％前後、日本人のそれは四倍以上の五三％であるのに、肺ガンの発症率は、米国人は四倍もあります。これは、タバコや大気汚染のみが、肺ガンの原因ではないことを物語っています。実は肺ガンの発症は、高脂肪食の摂取と比例することが明らかにされています。

ともかくも、喫煙という行為は膨大な量の発ガン物質、老廃物が、肺を通して直接に血液中に入ってきて血液を汚すのですから、肺ガンのみならず、あらゆる発ガンの素地を作ると言っても過言ではありません。

アルコール

予防ガン学の大家、故・平山雄博士によると、非飲酒者の場合を一・〇とした場合、飲酒者がガンで死亡する割合は、

全ガン…………一・〇七倍

食道ガン…………一・八二倍

大腸ガン…………一・二二倍

肝ガン…………一・二二倍
肺ガン…………一・二八倍
腎臓ガン………一・一八倍
口腔ガン………三・五三倍
胃ガン…………〇・九七倍
直腸ガン………〇・八二倍
すい臓ガン……一・〇六倍
前立腺ガン……一・四二倍
膀胱ガン………一・二四倍

などとなっています。

ガンだけに限ってみると、飲酒者はガンにかかる危険性が高い、と言えそうですが、全死因は、非飲酒者を一・〇にすると、飲酒者は〇・九七とかえって低くなっています。

適度な飲酒は、動脈硬化を予防するHDLコレステロールを増加してくれます。また、「心のうさの捨てどころ」にもなってくれます。体を温める作用もあります。つまり「百薬の長」にすることができる酒は、やはり飲む人の飲み方次第ということでしょう。

なお、タバコの中の発ガン物質はアルコールに溶けやすく、そのため、ヘビー・スモーカーで大酒飲みの人は、ガンにかかる率が数倍にもはね上がることがわかっています。

コーヒー・紅茶

コーヒー愛飲者は、飲まない人に比べて、男性で一・二四倍、女性で二・五八倍も膀胱ガンにかかりやすいという研究があります。

一九六八年、クールマンは、「コーヒー中のカフェインに発ガン作用がある」と発表しています し、「一杯のコーヒーには、〇・〇一レントゲンのX線を被曝したのと同じくらいの悪影響がある」と報告した学者もいます。倉恒、ヒューパーらは、有名な発ガン物質である三・四ベンツピレンが、コーヒー豆の中に見つかった、と発表しています。統計でも、一日五杯以上のコーヒーを飲む人は、すい臓ガン、前立腺ガン、卵巣ガン、白血病になりやすいことが明らかにされています。

イランの食道ガンの発生が著しく高い地域の人は、一日二〇杯から四〇杯も、五〇℃以上の熱い紅茶を飲み、逆に食道ガンの発生の低い地域の人は、五〇℃以下の温度の紅茶を一日八〜一五杯飲むとされています。五〇℃以上の熱による食道への物理的刺激が、発ガンの原因と見られています。

生活用品

化粧品、石けん、防臭剤、トイレ用品、洗剤、インク、塗料、衛生材料、食品包装物、清涼飲料水、殺虫剤、染料などに使われているナフタリン、クロロホルム、四塩化炭素、エチレングルコール……等々の物質にも発ガン性があることが証明されています。

医薬品

米国の世界的な生化学者・グリーンスタインの『ガンの生化学』（一九五四年）や英国のブロンドの『肝臓とガン』（一九六〇年）の中では、「ふつうの一般に使われている薬剤のほとんどに発ガン性がある」と結論づけられています。

薬剤師向けの学術専門誌の『薬局』（Vol.30, No.6）に、当時東京大学薬学部の首藤紘一助教授は「抗ガン剤の多くは発ガン剤である。合成の抗ガン剤に限らず、植物成分や抗生物質として分離された抗ガン剤にも、発ガン性が確認されているものも多い。むしろ、非発ガン性の抗ガン剤は、代謝拮抗物質の他は例外的である」と述べておられます。

そして、実際に、ガン治療に一般的に用いられているマイトマイシンC、ダウノマイシン、サイクロフォスマイド、ブスルファン、５ＦＵ、６ＭＰ……すべてに「発ガン性がある」と断言されています。

また、ルイ博士（一九七八年）は、「リウマチ、慢性腎炎、慢性肝炎、潰瘍性大腸炎、特発性血小板減少性紫斑病などの自己免疫性疾患に、6MP、アザチオプリン、サイクロフォスファマイドなどの免疫抑制剤を用いて治療した後、急性白血病、皮膚ガンをはじめ種々のガンが発生した」ことを、種々のデータを集めて、発表しています。

ガン治療薬に発ガン性があるなど、ブラックジョークのようで皮肉な限りですが、この事実こそ、薬の何たるかを雄弁に物語っているのではないでしょうか。

食塩

食塩は「胃ガンの原因になる」という説もありますが、食塩そのものには発ガン性はなく、食塩濃度が高いと胃壁を溶かして、胃の抵抗力を低下させ、その時、ニトロソアミンやトリプ1-Pなどの発ガン物質が入ってくると、ガンになりやすいのです。

脂肪

乳ガン、卵巣ガン、子宮体ガンなど女性特有のガンや大腸ガンの発生率が、脂肪の摂取量と比例することが疫学的に明らかにされています。脂肪は、血液中の不活性型の女性ホルモンを活性型に変え、乳ガンを促進させると考えられています。若い頃の脂肪の摂取過多が、中年以降の乳ガンの増加の主因になっていることは、確かなところでしょう。

女性ホルモン

一九三七年、ラカサグネは、ネズミにエストロゲン（女性ホルモン）を注射して、乳ガンを発生させましたが、これは体内に常在している物質による発ガンの最初の実験でした。

経口避妊薬のピルにプロゲステロンやエストロゲンなどの女性ホルモンが含まれていることは、ピルがある種のガンの発ガンを促すという説の証左でもありましょう。

米国では、肉牛を育てる際、ジエチルスチルベストロールという合成女性ホルモン剤を与えるため、牛肉に女性ホルモンが残存し、それを食べるアメリカ男性の生殖能力を低下させたり、アメリカ女性の乳ガン発生の原因の一因になっていると目されています。

こうした発ガン物質が細胞を刺激してガン遺伝子を目覚めさせ、ガンができてくる、というのが現代医学の立場です。全くその通りなのですが、発ガン物質が年余にわたり細胞を刺激すると、細胞の代謝（生活現象）が傷害されて、細胞から中間代謝産物、すなわち酸毒物、中毒物などの老廃物が産生され、その結果、血液を汚すことが発ガンの要因であると私は見ております。この点については、先に述べた、「血液の汚れ」の浄化装置が、ガン腫であるとする説からおわかりいただけると思います。

食生活と喫煙が、全ガンの六五％の要因を占める

このように、発ガンの要因をあげていくと、われわれが接するもの、口にするものに、ほとんど発ガンの要素が内包されており、そら恐ろしくなってきます。

しかし、そうした発ガン物質の量や接する頻度、また、宿主（ヒト）の側の抵抗力（免疫力）などの要素も複雑に絡み合っており、発ガン物質（要因）がすぐさまガンを作るということではないのです。

しかし、これまであげた発ガン要因の中でも、とくに危険なものについて、英国のガン疫学の権威のドル博士とペト博士が序列をつけて述べていますので、大いに参考になるものと思われます。ご覧のように食生活と喫煙が、全ガンの六五％の要因を占めていることを、膨大な疫学調査や全世界の学術論文より明らかにしています。

ガンの原因の順序（ドル、ペトの両博士による）

1．食生活……………………………三五％
2．タバコ……………………………三〇％

3. 感染症（ウイルス肝炎など）……一〇％
4. 性習慣……………………………七％
5. 職業………………………………四％
6. アルコール………………………三％
7. 地理的要因………………………三％
8. 公害汚染…………………………二％
9. 医薬品……………………………一％
10. 食品添加物………………………一％以下
11. 工業生産物………………………一％以下

（遺伝の影響を四～五％と計算する学者もいる）

ガン腫が作られ、治療の対象となるには二十年以上かかる

私たち人間の体の中には、六〇兆個もの細胞が存在しますが、その細胞の核の染色体の中には、約一〇万種類もの遺伝子が存在しています。そして、どの細胞にも、オンコジン（ガン遺伝子）と、ガン抑制遺伝子が含まれているのです。

ガン遺伝子に、発ガン物質が作用して、正常細胞がガン化していくのですが、発ガンには二つの段階があります。

発ガン仕掛人（イニシエーター）が、ガン遺伝子（DNA）に傷をつけ（酸化反応）、ガン遺伝子を目覚めさせます。次に、発ガン促進人（プロモーター）は、目覚めたガン遺伝子をもつ細胞の膜を変化させます。細胞膜は、細胞内への物質の出入りを調節したり、細胞を規則正しく並ばせたりする、いわば、細胞の秩序を保つ働きをしているので、発ガン促進人よりその機能を壊されると、細胞が重なったり、いびつになったりして、細胞の秩序が乱れ、やがて異常な分裂や増殖を始めるきっかけになるのです。

イニシエーター（発ガン仕掛人）

ウイルス、紫外線、こげの成分（トリプトファン↓トリプ1-P・2-P、グルタミン酸↓グルP-1・P-2、リジン↓リズP-1、フェニールアラニン↓フェP-1）、放射線、化学物質、タバコ

プロモーター（発ガン促進人）

サッカリン↓膀胱ガン

胆汁酸（コール酸）↓大腸ガン

ＤＤＴ、ＢＨＣ、ＰＣＢ↓肝ガン
フェノバルビタール（鎮静剤）↓肝ガン／甲状腺ガン
食塩↓胃ガン
女性ホルモン↓乳ガン／子宮体ガン
コレステロール↓大腸ガン
タバコ↓肺ガン他、種々のガン
アルコール↓大部分のガン

次ページの図表18のように、正常細胞は、成熟細胞ですから、核は小さく濃縮した色をしています。(Ⅰ)の成熟細胞より、(Ⅳ)(Ⅴ)のガン細胞へ向かうにつれて核は大きくうすくなり、このことは細胞が幼若化し、分裂能力が優れていることを表わしています。

(Ⅲ)という、正常でもガンでもない細胞の時期から、(Ⅴ)の、ガン細胞が一〇億個集まって臨床医学で「早期ガン」と診断されるまで、何と二十年から三十年もかかるというのが通説です。

ガン細胞は、一〇〇万個でも一㎎しかないので、そのくらいの大きさでは内科や外科、婦人科といった臨床医学的には発見しようがないですし、何の症状もありません。ガン細

図表18　発ガンのメカニズム

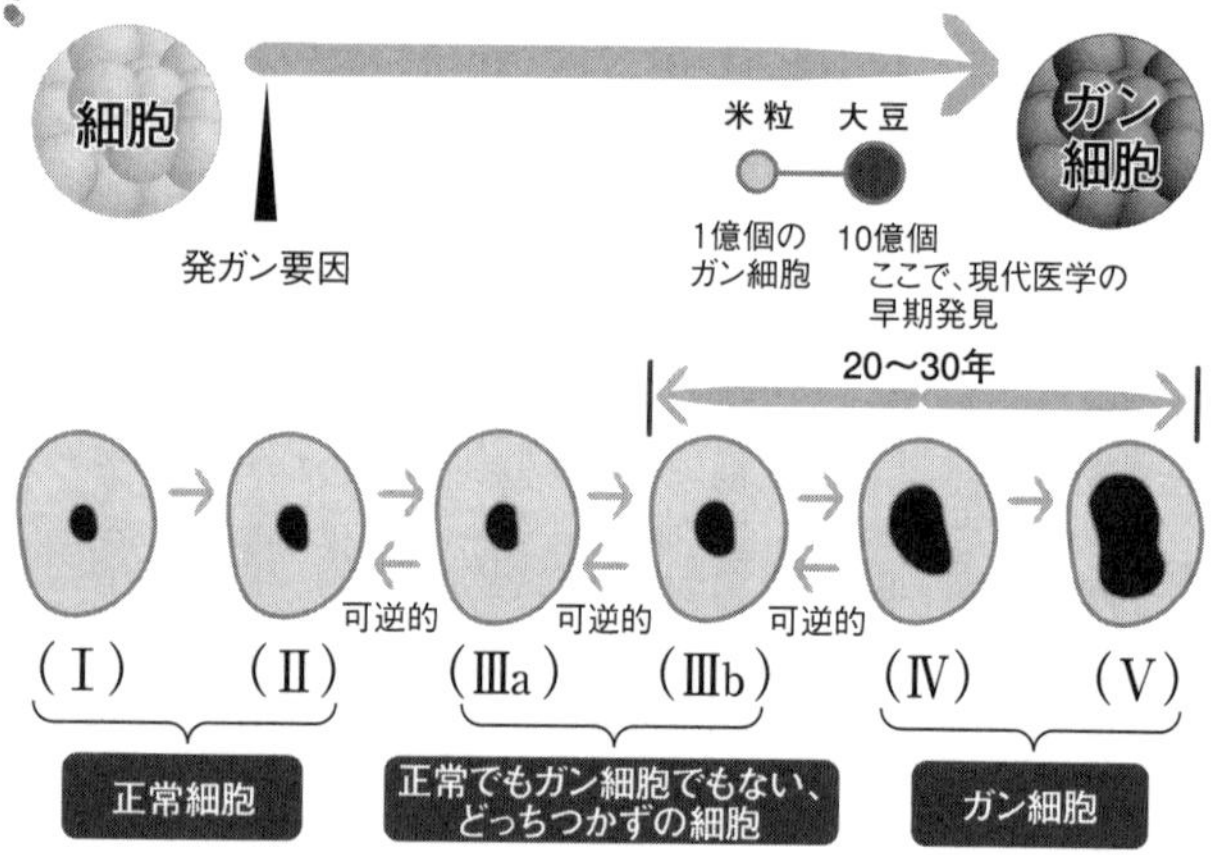

胞が一〇億個集まって、はじめて早期ガンと呼ばれ、一〇〇億個でやっとピンポン玉の大きさくらいになるのです。

ガンが、形として現われ、臨床医学の診断や治療の対象になるまで二十年以上もかかるのです。これまで、細胞がガン化を始めると不可逆性で二度と正常細胞に戻ることはない、というのが定説でしたが、体の免疫力の上昇で(Ⅳ)→(Ⅲb)、(Ⅲb)→(Ⅲa)、(Ⅲa)→(Ⅱ)など、ガン細胞が正常化する事実（脱ガン現象）も明らかにされてきました。そこで、重要な働きをしているのが、ガン抑制遺伝子です。正常細胞からガン腫になるまでの二十余年は、ガン遺伝子とガン抑制遺伝子の戦い、と言ってよいかもしれません。

5 内因性の発ガン要因

年齢

一般に四十歳以上（男四十五歳以上、女三十五歳以上）はガン年齢と言われ、高齢になるほど発ガン因子にさらされる可能性が加算的に増えていきます。年齢とともに、免疫力、やさしく言えば体の抵抗力や抗病力が低下していくと言えますし、ガンは、加齢現象（老化現象）の一つと言うこともできるようです。

ガンの元凶物質と目されている活性酸素を除去すべく、体内に生まれつき備わっているSODなどの活性酸素除去剤（スカベンジャー）が、四十歳を過ぎると急激に減少していくことも、その証左と言えます。

性別

胆嚢ガン、甲状腺ガンは女性に多く、食道ガン、肝臓ガン、肺ガン、膀胱ガンは男性に多く発生する傾向にあります。その要因として、純粋に性ホルモンの差によるものもあるでしょうが、喫煙や飲酒など、男女によって異なる習慣によるものも多いと思われます。性別に関係なく、日本人は男性の約五五％、女性の五〇％程度が、胃、大腸、肝臓、すい臓などの消化器ガンで、次が肺、気管支などの呼吸器ガン（男性約二〇％、女性約一一％）です。消化器ガンが多いのは、日本食がおいしすぎて大食するからかもしれません。

遺伝

ナポレオンの家系はガン家系で有名で、ナポレオンの父、弟、妹二人がガンで亡くなっています。乳ガン、肺ガン、直腸ガンなどは、家族集積性が比較的高いとされていますが、それがそのまま「遺伝」とするのは早計にすぎます。なぜなら家族は、居住環境、食物をはじめ、全く同様の外的環境をもっていることが多いからです。

現代医学で、確実に遺伝すると考えられているガンは、網膜芽細胞腫（小児ガンの一つ）、色素性乾皮症、大腸の多発性ポリポージスなど、ごく少数のものです。

ガン患者の家族歴を調べる時、ある程度遺伝が関係していると思えることもあります。確かに、ガン遺伝子は親から子へ伝わるものですが、ガン発症にはガン遺伝子を活性化する発ガン物質が必要なので、ガン遺伝子をもっていること自体がガンを必ず発症させるとは限らないわけです。

図表19　男性と女性のガンの違い

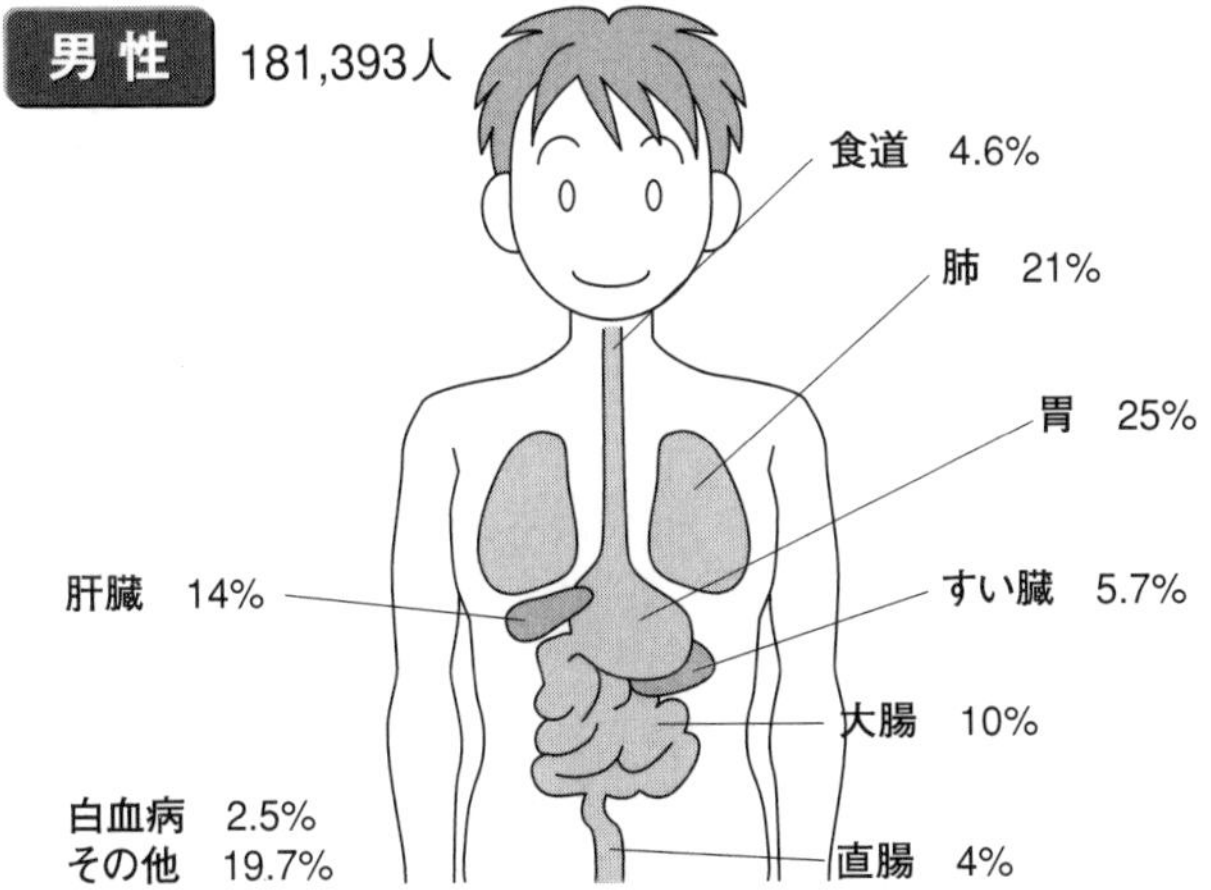

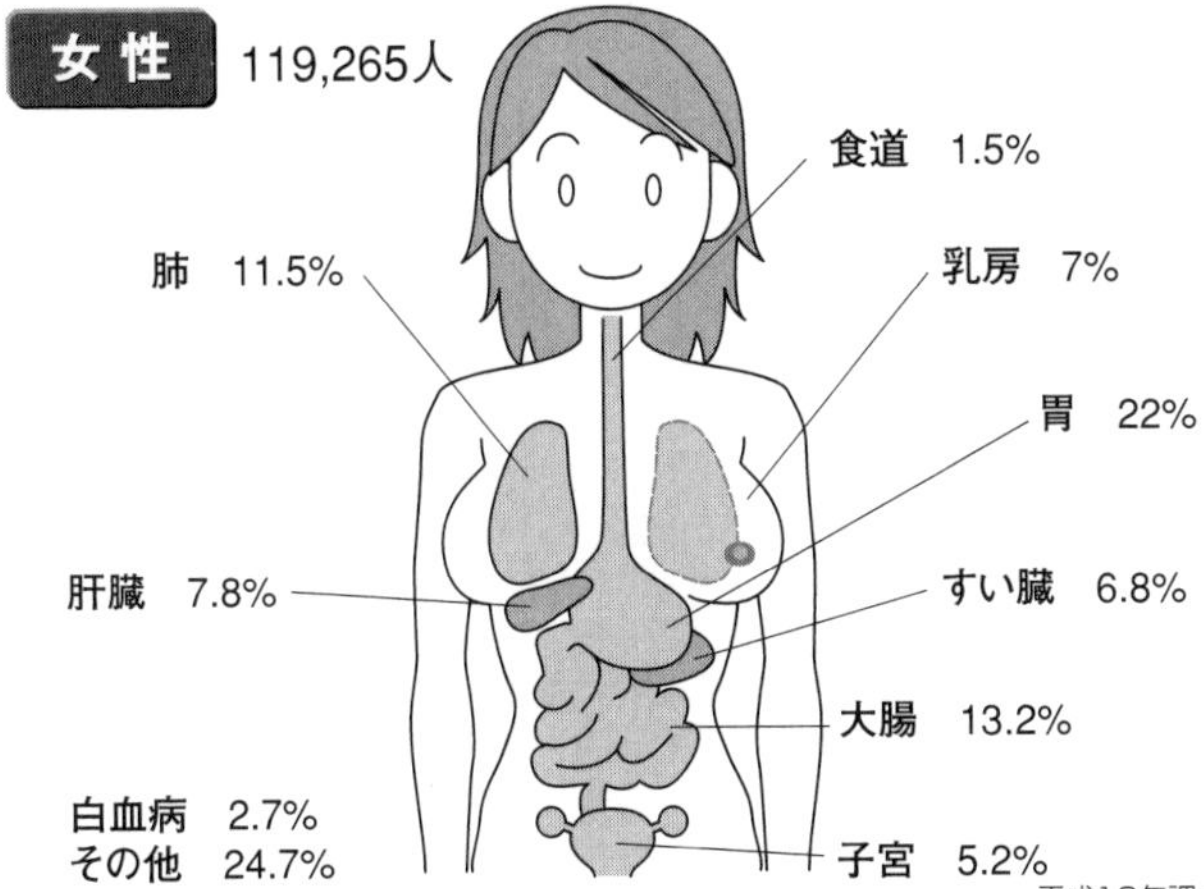

平成13年調べ

6 一般的なガンの治療方法

❶外科療法

現代医学では、ガンを「人類最大の仇敵」というとらえ方をしているため、とにかくガン腫を「抹殺・消去」しようとする方法がとられます。その主な方法が、手術で切り取る、放射線で焼く、化学療法剤（抗ガン剤）で抹消するという三つです。

ガン腫のみならず、周辺のリンパ節も転移を心配して摘除してしまうことが多いのですが、手術することによって、

①ガン細胞を周辺にまきちらす可能性

②手術そのものが体に与える打撃によって体の抵抗力が弱まり、ガンの増殖の勢いに加速をつける可能性

③ガンの周辺のリンパ節や筋肉、他の臓器の一部を切除することもあるので機能障害を起こす

などのマイナス面が必ず生じてきます。

胃全摘後は、嘔気、脱力感、動悸、めまいなどを伴うダンピング症候群や、鉄やビタミンB12の吸収障害による貧血がよく起こります。

乳ガンでは、胸にある大胸筋、小胸筋、腋下のリンパ筋を切り取るので、腕の上げ下ろしが不自由になったり、リンパの流れを悪くして、腕がむくんで痛んできたりします。

皮膚ガンでは、ガンの存在している部分より最低五センチ以上の皮膚を切除するし、肺ガンでもガン腫から最低三センチ以上の部分まで切り取ります。

また、骨肉腫が脚の骨の一部にできると、その脚全部を根元から切除したりします。

このように、ガンによる手術は「治療」とはほど遠い行為と言えます。本来「治す」とは「直す」と同義語であるため、病気になる前と全く同じ状態にする、という意味があるはずですが、同じ状態どころか、機能障害をもたらして、何で治療と言えましょうか。

こうした多大な犠牲を払って、ガンの再発が一生ないかというと、それはむしろ例外的で、再発→転移→死というコースが待っていることが多いのです。

❷放射線療法

一般にガン治療に用いられている放射線は、X線、テレコバルト、ライナック、Ra、Cs137などです。

放射線照射のみではじめから治療が試みられるガンとしては、皮膚ガン、口腔内（口蓋、舌、歯肉）ガン、咽頭ガン、子宮頸ガン、悪性リンパ腫などがあります。つまり、扁平上皮ガンには、放射線療法がよく効くということを表わしています。

ただし、手術が手遅れになった場合や、一時的にガン細胞の増殖の進行を止める目的として、脳腫瘍、食道ガン、肺ガン、膀胱ガン、直腸ガンに施されることもあります。

放射線は、細胞の遺伝子（DNA）に作用して直接細胞を殺したり、殺さないまでも細胞分裂を妨げ、ガン細胞の発育、増殖を抑える効果があります。

しかし、放射線が照射された部分の正常細胞も、多かれ少なかれ殺傷されるという欠点があるのです。しかし、ガン細胞のほうが正常細胞より放射線による損傷が強いこと、正常細胞は損傷を受けたあとの復元力が強いこと、この差をうまく利用して放射線療法はなされているわけです。放射線による「火傷」が皮膚に起こることも多く、脱毛、色素沈着・脱色、皮膚の潰瘍がしばしば発生します。

また、骨髄は放射線にとくに弱く、造血が障害されて、貧血、白血球減少（感染症にかかりやすくなる）、血小板減少（胃腸からの出血、脳出血など起こしやすくなる）などが起こってくることがあります。

また、性腺（卵巣、睾丸）機能を障害して、不妊をはじめ、インポテンツなど性機能障害が起こることもあります。

長崎や広島の原爆、旧ソ連のチェルノブイリの原子炉の爆発などで一番恐れられたのが、白血病の発生をはじめ、種々のガンの発生です。発ガンの大きな原因の一つである放射線が「ガンの治療」に使われていること自体、冷静に考えればおかしいというのはだれしも感じるところでしょう。「毒をもって毒を制す」というのが、放射線療法と考えてよいのです。

放射線が、細胞のＤＮＡに作用し、発ガン遺伝子を目覚めさせ、新たな発ガンを促すという皮肉なことが起こるのは、十二分にありうることなのです。

❸化学療法（抗ガン）剤

薬物で、ガン細胞を殺してしまおう、という療法で、肺炎の病原菌を抗生物質で殺して治すのと同様に、ガンを人体に取りついた寄生体であるとみている療法です。

化学療法は、急性白血病、悪性リンパ腫、睾丸腫瘍、絨毛ガンに対してはかなりの効果を発揮してくれますが、乳ガン、卵巣ガン、子宮体ガン、前立腺ガンに対しては延命効果はあるものの「あまり効かない」と主張する学者もいます。胃、肝臓、すい臓、腎臓、食道、膀胱、肺などのガンに対しても、手術不能の例や、手術後の転移予防や再発に対して化学療法剤が用いられることがありますが、その効果も限られている、と言ってよいでしょう。

化学療法剤としては、アルキル化剤、代謝拮抗物質、抗生物質、ホルモン剤などがあります。

抗ガン剤には、主に、
①ガン細胞のDNAが合成されるのを抑える薬剤
②ガン細胞が、分裂したり増殖したりするのを抑える薬剤
③ガン細胞を直接死滅させる薬剤
の三種類があり、それぞれの長所を組み合わせて、「多剤併用療法」が行われています(CHOP、MOPP、CAFなど)。

抗ガン作用が強力な、抗ガン剤として優秀な薬は、副作用も強い、という傾向があります。ということは、ガン細胞だけをやっつける(選択毒性)抗ガン剤は、存在しないということです。

ガン細胞と正常細胞は、もともと兄弟・姉妹の細胞であるゆえの当然の結論ですが、放射線療法と同様に、ガン細胞のほうが正常細胞より抗ガン剤による損傷が強いこと、正常

細胞が損傷後の復元力が強いこと、の差を利用した姑息な治療法が、「ガン化学療法」と言うことができそうです。

そればかりか、抗ガン剤ほど、強力な発ガン性を示す薬はないという皮肉が、ここにもあります。もともと抗ガン剤は、第二次大戦中にドイツの秘密兵器として使われた毒ガスの「ナイトロジェンマスタード」から作られたのですから、当然と言えば当然でしょう。アドリアマイシン、ダウノマイシン、マイトマイシンの発ガン性はとくに強いことがわかっています。その他の薬にも、解熱剤のフェナセチンやヒドラジンの発ガン性も有名です。

抗ガン剤を使うと、食欲不振、嘔吐、脱毛などの副作用を手はじめに、発熱、肝障害、心筋障害、神経障害など、体の全臓器に機能的および器質的障害をもたらし、最終的には白血球の数を減らして免疫力を落とし、肺炎や肝障害など重篤な感染症を起こしやすくします。

ＮＫ細胞やＴ細胞などの白血球でもって、われわれの体はガンから守られているとされているのに、ガンを治療する抗ガン剤が白血球を減少させる、というのですから、抗ガン剤療法とは一体何なのでしょうか?

ガンの化学療法を受けたことのある人や、身内や友人をその治療中に見舞ったりしたことのある人ならご存じのとおり、ガンの化学療法とは、拷問以外の何ものでもありません。胃を投げ捨ててしまいたいほどの強烈な吐き気から始まり、極度の倦怠感、重症の口内炎や肺炎、皮下出血や胃腸での出血、激しい脱毛、乾燥し潤いのなくなった皮膚……など、まさに何でもありの拷問です。それもそのはず、ガン細胞を〝薬殺〟するのと同時に、正常細胞も〝薬殺〟されているのですから。

点滴や経口剤として吸収された抗ガン剤は、全身の細胞（ガン細胞以外のすべての正常細胞）にまで到達し、今述べたような副作用を起こすのですが、ガンの局所のみに抗ガン剤を送り込む方法があります。これは、全身の細胞への副作用はうんと少なく、患者さんにとってかなり楽な治療法と言えるようです。

①動注療法

胃腸ガンが肝臓に転移した時によく用いられます。カテーテルを、ガンに栄養を送っている栄養動脈に入れて、局所的に抗ガン剤を注入する方法です。

②動脈塞栓術

カテーテルを肝臓に栄養を送っている動脈まで挿入して、血管塞栓物質を注入します。その結果、ガン腫への血流（栄養）を遮断して、兵糧攻めにして、ガンを萎縮させる方法です。手術不能の原発性肝ガンによく行われています。

これまで述べた、外科療法、放射線療法、化学（抗ガン剤）療法に比べて、これから述べる方法は、よりマイルドで副作用は少ないのですが、逆に効果もうすいといううらみがあります。

❹免疫療法

白血球は、病原菌をはじめ種々の外敵から体を守ってくれるし、ガン細胞をやっつけてくれる働きもあります。

白血球の中のマクロファージ、Ｔリンパ球、ＮＫ細胞（ナチュラル・キラー細胞）、Ｋ細胞（キラー細胞）などが、ガン細胞をやっつけてくれることが明らかにされています。

こうした免疫担当細胞の働きを活性化してくれる免疫賦活剤として、ピシバニール、クレスチン、セファランチンなどがあります。

「ガン患者が、溶血性連鎖球菌が原因で起こる丹毒にかかったところ、ガンも治った」という事実がいくつもあり、溶血性連鎖球菌から、何らかの物質が産生されて、宿主（ガン患者）の免疫力を増強させるのではないかと考えられました。ピシバニールは、この溶連菌より作られた物質です。

昭和二十九（一九五四）年、東京大学の長野泰一教授が、「ウイルスに感染した細胞から、ウイルスの増殖を抑える物質が産生される」ことを発見し、ウイルス抑制因子（インターフェロン）と命名されました。

その後、一九七五年にスウェーデンのカロリンスカ研究所のストランダー博士が、「骨肉腫にかかった患者に、インターフェロンを一年間投与したところ、明らかに延命効果があった」と発表しました。それ以来、将来はすべてのガンを治してしまう「夢の抗ガン薬」などと大きく期待をされましたが、今はC型肝炎や一部のガンの治療に用いられている程度です。

また、リンパ球のT細胞より分泌され、NK細胞やK細胞を増殖させたり、その働きを強めてくれるインターロイキン-2（IL-2）による免疫療法も期待されています。

米国のオールド博士は、ガン細胞のみを殺し、正常細胞を傷つけないという糖タンパクを発見し、TNF（Tumor Necrotizing Factor 腫瘍壊死因子）と名づけました。

これは、ウサギやネズミのマクロファージ（白血球の一種）より作られる糖タンパクで、ヒトに投与しても効果があるので、将来的にはガンの免疫療法の一つとして大いに期待されています。

❺ホルモン療法

乳ガン、卵巣ガン、子宮内膜ガンの発生は、女性ホルモン過剰が大きな原因とされています し、前立腺ガンは、男性ホルモンがその発生に関係しているとされています。

乳ガンに対して、男性ホルモン剤のメピチオスタンを投与したり、前立腺ガンに対して、女性ホルモン剤のエステリオールを処方したりする療法があるのは、こうしたガンがホルモンにより発生してくると考えられているからです。

❻温熱療法（ハイパーサーミア）

昔から、丹毒や肺炎にかかって高熱が続いたガン患者が自然治癒した例や、発熱が続く甲状腺機能亢進症（バセドウ病）の患者にガンがほとんど見られないことから、ガンは発熱に弱いことが知られていました。紀元前の医聖ヒポクラテスも、ガンが熱に弱いと考えていたようです。

ヨーロッパの自然療法病院でも、十九世紀からガン患者に対する発熱療法（四六〜四八℃の風呂に十〜二十分入れる）が行われていました。

一八六六年、ドイツのブッシュ博士は「丹毒やその他の高熱を伴う病気にかかると、ガンが治ってしまう患者がいる」ことを論文にして発表しています。二十世紀はじめには、ニューヨーク記念病院の整形外科医のコーリー博士が、それまでの「発熱とガンの治療」に関する文献を渉猟し、手術不能の悪性腫瘍の患者で、丹毒に感染した三八人中二〇人が完全治癒している事実を発見しています。

日本でも、昭和五十三（一九七八）年に、国立予防衛生研究所より「人間の子宮ガン細胞を取り出し、三二℃から四三℃の間で温度変化を与えて正常細胞と比較してみると、三九・六℃以上にした場合、ガン細胞は十日くらいで全滅したが、正常細胞は痛手を受けなかった」という実験結果が発表されました。

こうした臨床的な実例や研究から、次第にガンに対する温熱の効能が認められるところとなり、昭和五十九（一九八四）年十一月十九日に、京都で第一回日本温熱療法学会が開かれました。それ以後、ガンに対する「副作用がほとんどない」自然療法に近い温熱療法は、大変期待のもてる療法として次第に注目されています。

温熱療法の論拠としては、

①ガン細胞のタンパク質は、正常細胞のタンパク質より熱に弱い。しかもガン細胞は、正常細胞よりも一・五℃から二℃高温であり、正常細胞は四二℃以下ならダメージを受けないので、ガン細胞を四三℃にすると、正常細胞は四一・〇℃〜四一・五℃となり、治療が可能となる。なお、乳ガン検診に使われるサーモグラフィー（体表温度を

測定）は、ガン病巣が正常組織より高温であることを利用した検査方法です。

②ガン組織には相対的に血管が少なく、そのために血流も少ない。そのため体温を上昇させると、ガン細胞がたくさんの酸素を要求するのに十分な供給ができず、酸素不足のためにガン細胞が死ぬ。

などです。

現在、現代医学では、温熱療法単独が約五％、放射線療法との併用が約五〇％、化学療法との併用が約二〇％です。

温熱療法は、全身温熱療法と局所温熱療法があり、前者は体外循環装置によって血液を取り出して加熱し、体内に戻してやる方法で、後者は皮膚ガンや乳ガンなど表在性のガンに用いられ、文字どおり、局所を温熱で温める方法です。

温熱療法は、脳腫瘍、頭頸部ガン、乳ガン、肺ガン、食道ガン、肝臓ガン、すい臓ガン、胃ガン、腎臓ガン、子宮ガン、皮膚ガン、骨肉腫など、かなりの種類のガンに応用されています。

以上が、現代医学で行われているガンの治療法の主なものですが、早期ガンは手術、進行ガンには〔手術〕＋〔他の補助療法（化学・免疫・温熱など）〕というのが、一般的な治療法になっています。

7 ガンの診断方法——腫瘍マーカー

腫瘍マーカーとは

ガンは、正常な臓器にできた余分な腫瘍ですから、レントゲン、CT、MRI、エコーなど、いわゆる〝写真〟の撮影で発見できます。また、胃カメラ、大腸ファイバースコープなどにより、直接臓器をのぞくことでも発見可能です。

胃や腸などにできたガン腫が、〇・五センチくらいの大きさになると、優秀なお医者さんは優秀な器械を駆使して発見できるのです。

現代医学では、あくまで早期発見して、早期に手術することを、ガン治療で一番大切なことと考えているので、診断する器械の精度アップに躍起になっています。

血液検査によるガン診断は従来、ほとんど不可能でした（白血病や悪性リンパ腫などの血液ガンを除けば）。血中タンパク質の不足（栄養失調）、貧血、LDH（乳酸脱水素酵素）の上昇などは、かなりガンが進んでいる患者さんで、自覚症状や他覚症状を加味しながら、ガンであるだろう、との予測になる血液検査ですが、ガン患者に特異的なものではありません。他の病気で末期状態を迎えても、同様の血液の結果が出るからです。

しかし、最近、あるガンの時に、血液中に特異的に上昇してくる物質が発見されました。それが「腫瘍マーカー」と呼ばれ、ガンの診断、再発・転移の早期の発見に役立っています。

本来、その物質は、「特定のガン細胞のみが、特異的に作り出す物質」というのが理想的ですが、現時点では「稀に健康な成人の血液や尿にごく微量含まれることもある特殊なタンパク質で、ガン細胞では、かなり大量に作られるもの」と考えてよいでしょう。

手術後の経過を見る検査法として重用されています。手術前に陽性だったマーカーが手術後も陽性だったら、手術による治療は成功しなかったと言えるでしょう。

主な腫瘍マーカー

〔ＡＦＰ：アルファー・フェト・プロテイン〕……原発性肝臓ガン

英語ではα-Fetoproteinで、FetoとはFetus（胎児）から来ています。つまり、胎児タンパクで、正常の大人にはほとんど存在しません。

これこそ、ガン細胞が「細胞の先祖返り」であるということを表わしています。

ＡＦＰは原発性肝臓ガンの時に上昇します。

胆道ガンや、大腸ガンなどからの転移ガンでは上昇しませんので、ＡＦＰが高いと、原発性肝臓ガンとの診断がほぼ確実です。

〔ＣＥＡ：ガン胎児性抗原〕……胃、大腸などの消化器ガン、肺ガン、乳ガン

ＣＥＡは胎児の大腸の細胞に含まれるタンパク質で、大腸ガン患者の七〇〜七五％に産生され、血液中に出てきます。症状の進行と比例して、ＣＥＡの濃度も上がります。大腸ガンの他でもすい臓・胆道・胃・肺ガンで上昇します。

〔ＣＡ１２５〕……卵巣ガン

卵巣ガンで高率に陽性になるマーカーです。他に子宮ガン、すい臓ガン、胆道ガン、肝臓ガン、卵巣膿腫、子宮筋腫でも出現することがあります。

〔ＣＡ19‐9〕……すい臓ガン

主に、すい臓ガンで陽性に出ますが、胃・大腸・胆道ガンの他、すい炎や胆石でも上昇してくることがあります。

〔ＰＡＰおよびＰＳＡ〕……前立腺ガン

〔ＮＳＥ〕……小細胞ガン（肺ガン）

8 ガン宣告の可否について

前提にあるのは「ガンは治らない」という先入観

患者自身に、ガンであることを告げるべきか否かについては、賛否両論があります。

米国では、絶対者である神への強い信仰があるという宗教的背景、および個人主義的立場から、ガン告知をする、というのが常識です。しかし、日本では、「ガン患者が、ガンであることを知ると自殺の心配がある」「患者の家族が、患者にガン宣告をしてほしくない場合がある」などの理由で、知らせないことのほうが多いようです。

一九九二年の厚生省（現、厚生労働省）の調査でも、ガン患者で病名を知らされたのは、わずか一八％だったということがわかっています。現在でも、日本の医師で、進行ガンの告知に賛成している医師は、わずか一六％です。

一方、一九九三年四月号の『ターミナルケア』誌に掲載された国立がんセンターの調査では、「患者の八二％がガンか否かを知らせてほしい」ことがわかっています。一九九九年に、あるガン専門医がアンケート調査したところ、「五十九歳以下のグループでは、告知希望率は八九％」だったとのこと。

とはいうものの、「知らせてほしい」と強く希望している患者にガンを宣告すると、途端に元気をなくす人もいて、この調査どおりにいかないのが臨床の現場にいるお医者さんたちの悩みでもあります。

しかし、たくさんの専門家の結論として、ガン宣告をしたほうがよいのは、

①確実に治るガン（早期ガン、胃ガン、乳ガンなど）

②患者の死生観を考慮し、とくに強い宗教心をもっている場合

③力強い精神力をもっている人

④社会的に重要な立場にいる人や、家族的にも死後遺産相続などでトラブルが生ずるおそれのある人

などがあげられています。ということは、①〜④に当てはまらない人たちには、ガン宣告をしないほうがよい、ということになります。

しかし、現代医学では、「早期ガンなど特殊なガンを除くと、まずガンは治らない」ということが前提にあるから、こういう結論になるのです。

ガンの本当の姿を、もっと患者に伝えるべき

一方、現代医学の発表では、ガン全体の五年生存率の平均が五五％となっていますし、東京をはじめ、各県ごとにほとんど存在している「がんセンター」で発表されている「五年生存率」も、ほとんど五〇％を超えています。

五年生存率というのは、「原発ガンの手術や放射線等の治療から、五年間再発もないし、病状も悪化せず、元気にしている」というのが定義です。

しかし、私たちの周囲でガンになった人を考えてみる時、二人に一人の割合で五年間生き永らえている人がいるという印象をもっている人は、ほとんどいらっしゃらないのではないでしょうか。

こうした「ガン宣告」と「五年生存率」の問題を取り上げてみただけでも、矛盾があることに気づきます。

ガンなのに、「ガンでない」と患者をだますことで、患者が治療を真剣にやらず、医師の言うことを十分に聞かなかったりすることも往々にしてあります。

米国スタンフォード大学精神科教授Ｄ・スピーゲル博士は、「平均年齢五十五歳の一〇九人の乳ガン患者（すべて転移巣がある）を、十年間にわたり追跡したところ、ガンであることを真剣に受け止め、自己催眠の訓練をした人々は、何もしないグループに比べて、二倍近く延命した」ということを発表しています。

こうした諸々の事実を鑑みる時、理想は、本書に書いてきたような、ガンの本当の姿を患者に教えてあげ、これまでの生活習慣の誤りを是正させ、「治る可能性もある」という希望をもたせ、自然療法を中心に、現代医学のよい面も大いに取り入れながら、ガンに対処することが一番大切と思われるのですが。

第6章

ガンになった時、どう対処したらいいか

1 副作用の大きい治療は本当に必要なのか？

実際にガンになった時、どう対処したらよいか

これまでの説明で、ガンの原因や、現代医学的治療の方法、さらに、ガンに対する自然療法の存在等のアウトラインがご理解できたと思います。

ただ、こうした一般論についてはおわかりいただけても、いざ自分自身がガンになられた時、または、身内の方々など、ごく親しい方がガン宣告を受けられた時など、どう対処してよいか、なかなか難しいことでしょう。

現代医学的ガン治療法（手術、化学療法、放射線療法等）の欠陥は多々あるにしても、こうした療法で完治された方も少なからずいらっしゃるのも事実です。

この本の中に〝ガンを自然療法で克服した、または、克服しつつある〟症例をいくつか記しましたが、私が診察したガン患者のすべてが、このように自然治療で治ったわけではありません。中には、ニンジンジュースや自然食などの自然療法を始めても、すでに手遅れのため、大した効果もなく、亡くなった人もいらっしゃるのです。ただ、こうした「治癒または改善症例」は、これまでのあまりにも副作用の大きすぎる現代医学的ガン治療の中で、一筋の光明を与えてくれることは確かです。

また、これだけはかなり自信をもって言えることですが、ガンが余りに進行しすぎて何の現代医学的治療もなされなかった人や、現代医学に見捨てられるほどの末期ガンではないにしろ、自分の意志で現代医学の治療を一切拒み、自然療法をやった方は、一般に言われるガン患者特有の耐え難い疼痛や出血、感染症などの断末魔の苦しみがほとんどないことです。

二十七歳の時、大腸ガンの手術を受け、一年後に、肝臓に転移してから三十三歳で亡くなられるまで、一切の現代医学的治療を拒否され、玄米食やニンジンジュース、ショウガ湿布、ビワ葉温灸などの自然療法をされた高知県のMさんは、亡くなられるまで一切の苦しみはなく、自宅で眠るように息を引きとられました。亡くなるまでの、最後の一年間は、恐らく正常の十倍近く腫大《しゅだい》した肝臓と腹水のために、臨月のように大きくなったお腹をかかえて毎月上京され、私の診療所で受診されました。

七年前に乳ガンにかかられ、どういうわけか手術を拒否され、やはり自然療法をされている四十三歳のSさんは、今では右乳房が半分腐り、赤く腫れ上がって出血し、耐え難い悪臭を放っています。つい先日、「やはり、乳ガンが発見された時、一回手術を受けてから、自然療法で頑張ればよかったですね」と申し上げたところ、にっこり笑いながら、こう言われました。

「いいえ、私と同じ頃に乳ガンを患《わずら》い、すぐ手術を受けて、もう大丈夫と言われた友人や療友たちのほとんどが、五年以内に再発して死んでしまいました。しかも、再発後は放射線や抗ガン剤の治療をしたにもかかわらず、あちこちに転移して最期は皆、地獄の苦しみを味わって死んでいきました。私の乳房は腐っていますし、とくに出血する時は不安もありますが、それ以外は格別に痛みもなくて、家事もちゃんとできますし、ＱＯＬ（クオリティ・オブ・ライフ）という面からみますと、私のほうがずっと人間らしい生活を送っていると思います……」と。

2 ガン治療を受ける前に考えてほしいこと

さて、実際にガンになった時、どう対処したらよいか、これまでの自然療法に関する知見もふまえて、考えてみることにします。

手術を受けるべきか否か

手術により余程の後遺症が出てくる可能性があるとお医者さんから言われない限り、一応、手術を受けたほうがよでしょう。

ガンは、十年ないし二十年かかってできた腫瘍ですから、それを自然療法によって短時日で縮小させるのは大変困難です。むしろ、手術を受けて、心身ともにすっきりしたところで、再発・転移予防の目的で自然療法をしっかりやり、血液を浄化するとよいでしょう。

現代医学的には、「原因不明」とされているガンですが、手術後にも手術前と同じような生活習慣を続ければ、再び同様のガン腫ができてきても、何ら不思議ではありません。なぜなら、ガンの真の原因は、食事・運動・精神生活の誤りなど、生活習慣の乱れから起こる血液の汚れなのですから。

手術を拒否して、自然療法一本にかける患者さんも中にはいらっしゃいますが、「悪化するのではないか」「転移するのではないか」という不安が日常生活の中でかなりのウェイトを占め、かえってそれがストレスになり、ガンの治療が思わしくないこともあるようです。

ただし、何回も何回も転移をくり返す人は、手術や麻酔による体の負担、ストレスを考えれば、むしろ手術そのものが体力・抗病力・免疫力にとって、マイナスになると考えられますので、自然療法で血液浄化を図るべきでしょう。


手術後、放射線療法や化学療法を受けている人の治療法

ガンは血液の浄化装置であること、また抗ガン剤や放射線そのものに発ガン性がある事実を鑑みた時、再発・転移予防と称するこうした治療法は、むしろガンの再発を促したり、体力や免疫力を減弱させて、かえってガンそのものの増殖を助けたり、他の種々の余病を誘発してくる危険性があります。

だから、こうした現代医学的療法を一切拒否して「自然療法のみにかける」という人もいます。しかし、ご本人の、「ガンの本当の姿」に対する理解の程度にもよりますが、多少の問題があります。本文中にも記したように、ガン腫は、正常細胞が発ガン物質に接してから、十年ないし二十年かかってできてくるものですから、目に見える、手術で切り取られたガン腫は、最高三十年前の原因に端を発してできた腫瘍である可能性もあるのです。

せっかく、手術してスッキリしたところで、「ようし、自然療法で……」と意気込んで始めても、今度は十年ないし二十年前の原因で成長してきたガンが出現し、つまり、現代医学でいう再発転移し、「やっぱり自然療法などは効かないんだ」「手術後の抗ガン剤を拒否したことで再発したのではないか」と、かえって落胆する人がいます。こういう人は、術後の化学・放射線療法を受けながら、自然療法も併用するとよいでしょう。

しかし、「ガンは自分の体の中に、自分がこしらえたものだ。だから、自分で治すのが一番だ」と考え、たとえ再発・転移が生じても、ガンの本当の姿を理解したうえで、強い意志をもって自然療法にかけよう、という人は、それでよいでしょう。

また、手術後、抗ガン剤や放射線療法を受け、「そのことが再発・転移を防止してくれるんだ。有難い」という信念をもち、それが心の安寧《あんねい》につながっており、しかもとりたてて言うほどの副作用もなければ、こうした療法を受けながら自然療法を併用されるとよいでしょう。

手術後の化学・放射線療法で、嘔気・下痢・便秘などの消化器障害、貧血、白血球減少（感染症）、全身の倦怠感など、明らかに体力・免疫力を低下させている副作用が強い場合、さらに、こうした療法をやっても再発や転移をくり返す場合は、思い切って自然療法のみに切り換えてみるとよいでしょう。

現代医療を拒否して自然療法だけにした場合、体調は明らかによくなりますが、だからと言って将来、再発や転移をしない、という保障はありません。

万一、再発や転移があった時、「あの時、抗ガン剤を続けておけばよかった」などと後悔しないことです。抗ガン剤を続けていても、再発・転移をする例はたくさんあることですし、「後悔」という負の感情はそのままストレスになり、血行を悪くして体を冷やし、血液を汚して、さらにガンを増殖させる可能性があるからです。

こう考えてくると、ガン術後の化学・放射線療法をやるやらないは、ケース・バイ・ケースで割り切れる場合と割り切れない場合があり、最終的には患者さん本人の「人生哲学」の問題に行きつくようです。

化学療法を受ける場合

白血病や悪性リンパ腫など、抗ガン剤（化学療法）しか治療の方法がない場合は、化学療法を受けるべきです。胃ガンや大腸ガン、すい臓ガンなど固型（腫瘤）ガンに対しては、抗ガン剤は全く効かないと主張する医学者もいますが、そのような医学者さえも、白血病などの血液ガンに対しては、化学療法剤が有効なことを認めています。

こうした血液ガンの場合、化学療法で寛解《かんかい》（自覚・他覚症状がなくなって、一見病気が治ったように見える状態）して退院しても、しばらくして再発することが多いのは常識です。

この寛解の期間は、「執行猶予」の期間と思い、徹底的に自然療法をやるべきです。ただ、すでに、何回も寛解と再発をくり返し、抗ガン剤が段々強力になっていくのに治療の効果が上がらず、体力も著しく低下してきており、しかも主治医より予後も期待がもてない、つまり、「生きられる期間も数カ月から一年くらい」などと言われたら、やはり自然療法で体力と免疫力をつけ、治癒へ一縷《いちる》の望みを託したほうがよいでしょう。

胃ガンや、大腸ガン、肺ガンなどの固型ガンで、手術不能のため「抗ガン剤でもやってみるか」くらいの程度で、化学療法がなされる場合は、主治医に予後（これから、何年くらい生きられるか、または、抗ガン剤療法を受けた場合の余命や副作用、受けなかった場合の余命や出てくる症状など）について十分な質問と相談をするべきです。「化学療法を受けても受けなくても、数カ月から一年くらいの余命の差しかない」と言われたなら、自然療法をやるべきです。ＱＯＬは高まりますし、本書に掲げた症例のように、治癒への光明が見えてくるかもしれませんので。

末期ガン

「末期ガンで、余命幾ばくもなく、手術はできない、放射線や化学療法をやっても大して効果が期待できない」などとお医者さんから言われた人は、本書で述べてきた自然療法をやるべきです。

ガン患者特有の苦しみからは、かなり逃れられるはずですし、延命も十分に期待がもてます。また、治癒への、わずかな期待がもてるかもしれません。

3 ガンを乗り越えた七つのケース

化学療法の効果が出なかった男性（Aさん・四十一歳）

平成八（一九九六）年のAさんからの年賀状に「私は新しい職場で楽しく仕事をしています。今の状況があるのも先生のおかげと感謝しています」とあり、私もうれしくて胸が熱くなりました。

Aさんは、一流大学出身で一流企業に勤めるサラリーマンでしたが、平成五（一九九三）年八月に左睾丸が腫脹してきたので、泌尿器科を訪れたところ睾丸炎との診断。二カ月間も抗生物質を投与されたが改善せず、結局十月に睾丸腫瘍の診断で左睾丸摘出手術を受けられました。その後、シスプラスチン（抗ガン剤）による化学療法を三クール（約三カ月）行い、一度退院されましたが、その時、私のところへ診察に見えられました。

抗ガン剤の副作用で頭髪はほとんどなくなり、全身の皮膚もカサカサと乾燥し、老人のようでした。この時点でも、腫瘍マーカーのＡＦＰ（正常範囲一〇以内）が三〇、ＣＴ検査で肺と腎臓に転移と思われる陰影がある、とのことでした。

近々、再入院して化学療法を受けられる、ということで、それまでにできるだけ多量のニンジンジュースを毎日飲用することをすすめました。体力の回復とガン再発防止、再び始まる化学療法による副作用防止の目的のために。

平成六（一九九四）年三月に退院されましたが、AFPは四〇もあり、あまり化学療法の効果が出ていません。当方で血液検査をしても、赤血球三五二万（正常四三〇万以上）、白血球二九〇〇（正常四〇〇〇以上）、血小板が一〇万（正常一二万以上）と抗ガン剤によってかなり造血組織へのダメージを受けています。タンパク質も六・〇g／$d\ell$と栄養失調状態で、また、GOT、GPTも上昇気味で、肝臓もダメージを受けています。

とにかく、血液の浄化をする必要があることを説明し、四月十三日より一週間ニンジンジュース・ダイエットをやってもらいました。その後は朝はニンジンジュースを三杯だけ飲み、昼、夕食は玄米菜食に、少々磯のもの（エビ、カニ、貝類）を摂る食生活をしてもらい、毎日一万歩を目指して歩いてもらいました。

すると、AFPが次のように変化していったのです。

・三月十四日………四〇
・四月二十五日………二〇
・五月九日………一九

・六月二日…………一五
・八月九日…………一〇

七月より会社にも復帰し、八月には主治医の検診を受けたところ、「あまりの回復ぶり」にびっくりされたというのです。

平成七（一九九五）年十月のＣＴやＭＲＩ、それに血液検査でも何の異常もない結果が出て、ますます元気に働けるようになったのです。

今でも、朝・夕二回、コップ三杯ずつのニンジンジュースを飲用して、再発予防に努めておられます。平成十六（二〇〇四）年六月現在、大変お元気です。

小児脳腫瘍が治癒した少年（Ｂ君・二十四歳）

九州のＢ君は、五歳の時、脳腫瘍のグリオーマ（膠質腫）の髄芽細胞腫で開頭手術を受けられました。そもそも、小児脳腫瘍は天幕下正中線に好発すること、また境界不鮮明なグリオーマが多いことなどのために完全に取り去る手術が困難なため、脳外科が発達した今日でも、予後（回復して生存すること）は、なお不良とされています。

Ｂ君も、手術はしたものの七歳（小学一年）で再発し、放射線療法や化学療法（一番強力で、副作用が強いとされたシスプラチンやＭＯＰＰ療法）を受け、嘔吐、皮下出血、脱毛、感染、極度の貧血……と地獄の苦しみを味わいました。それでも、しつこい腫瘍が治らず、放射線照射の予定量もオーバーし、それ以上かけると危険な状態であるのに、照射が続けられるので、「こんなに頭に放射線を当てると、どうなるのですか」と母親がお医者さんに聞いたところ、「知的障害が起こる可能性が大きいです」と、淡々と答えられたとのことです。ここで、お母さんは我慢の限度を超え、現代医療との訣別を決意されたのです。

当時、小学二年生だったB君を連れてご両親は車で私のクリニックまで会いに来られました。ひととおりの診察をすませ、これまでの食生活の内容を聞いたところ、肉食が大好きで、牛乳は水やお茶代わりに、のどが渇いた時は朝な夕なにいつでも飲む、という生活であることを聞き出しました。そうした極端な欧米食過剰こそ、血液を汚し、病気の原因であることを説明し、玄米・菜食に魚・魚介類の食事をし、それにニンジンジュースを毎日コップ二杯は最低飲むように指導しました。

こうした自然療法を始めて三年間は、帯状ほう疹が頻発したり、種々の感染症を起こしたりして貧血の改善も思わしくなく、辛い時期を送りました。しかし、元気に高校も卒業し、二十四歳の今日、とても元気に働いておられます。

ただ、今でも髪の毛はうすく、十五年も前の放射線療法のすさまじさの名残をとどめていますが、悪性の脳腫瘍はほとんどの例で再発が多いのに、大変元気でいられることに、親子ともども深く感謝されています。

脳腫瘍の摘出手術をした女性（Cさん・七十一歳）

Cさんは、昭和六十（一九八五）年（五十三歳）の秋口より舌がヒリヒリし、その後、味覚を感じなくなり、左顔面の感覚も鈍くなって左腕もしびれてきたので、都立E病院で受診されました。そこで脳腫瘍と診断され、即入院、手術となりました。長時間の手術にもかかわらず、「脳神経に腫瘍がべったり張り付いていたため、半分しか摘出できなかった」と主治医に言われてショックだったのに、その一カ月後に再手術となったのです。

その後は一時的に職場に復帰されたのですが、頭痛やめまいも頻発し、また最初の手術から三年間で再々手術をすることになりました。それでも腫瘍は全部摘出ができず、そのうえ左顔面神経麻痺で、顔がゆがんでしまったのです。そしてこの麻痺を是正するために下肢の神経を取って顔面に移植する形成手術を受けられました。

平成二（一九九〇）年十一月に、ニンジンジュース・ダイエットをすることを決意し、伊豆の保養所へ来られたのです。また、いつ大きくなるかもしれない取り残した腫瘍が、ジュース・ダイエットをすることにより、血液を浄化して、大きくなるのを防ぐのが目的です。

ダイエット開始二日目より、顔が赤く腫れ上がり、やがて湿疹になり、血もにじみ出るという、すごい瞑眩《めんげん》現象が出現しました。血液の浄化のための反応です。ダイエット十六日目にやっと湿疹もおさまり、かゆみもなくなりました。

ジュース・ダイエットを十六日しても、空腹感は全くなく、舌苔が厚くなり、口臭も強く、唾液も苦く、口内がヌルヌルして気持ちが悪いという老廃物排泄現象が続きました。ところがダイエット十七、十八日目になったら、逆に元気が出てきて、近くの大室山やシャボテン公園など、毎日一〇キロ以上も散歩ができるようになりました。結局、二十一日間のジュース・ダイエットをされましたが、一五〇センチで三九キロの体重は一・五キロしか減少しなかったのです。

その後、毎年二回、二週間ずつのニンジンジュース・ダイエットをして血液を浄化し、脳腫瘍を育てないようにしておられます。平成一六（二〇〇四）年六月現在、全く再発の気配はなく、すこぶる元気でいらっしゃいます。


大腸ガンで手術を拒んだ女性（Dさん・六十歳）

もともと便秘がちで、尿も少なく、むくみやすい体質であったDさんは、会社経営のストレスがあると、つい大食するという習慣が続き、一五五センチに対して七五キロもある肥満体です。

平成五（一九九三）年二月に血便があり、都立病院で大腸ガンと診断され、内視鏡を使って直径七センチのガン腫を摘出してもらいました。

平成六（一九九四）年に入り、また、粘血便が頻繁に出るようになり、同病院で受診したところ「また、大腸ガンができている」と言われましたが、検査や手術が嫌で、病院からは次第に遠ざかってしまいました。

その間、食餌療法に挑戦し、朝食と夕食は玄米・菜食に魚介類を少量摂り、昼はニンジンジュースだけを飲み、漢方薬の防風通聖散《ぼうふうつうしょうさん》で便秘と肥満の解消に努められました。また、ご自身で毎日入浴後に、ショウガ湿布とビワ葉温灸を腹部に施されました。

平成七（一九九五）年四月に入り、ニンジンジュース・ダイエットを決意され、二週間の断食を敢行されたところ、七カ月止まっていた生理が始まり、体重も一〇キロ近く減少し、肌もツヤヤカになり、眼も輝きを増して、本当に若返られたのです。

五月になって、これまで続いていた粘血便がなくなったものの、腹部を診察すると、やはり腫瘍らしきものを触診するので、私の親友の消化器専門医に連絡しました。そして、注腸造影と大腸のファイバースコープをしていただくことにし、段取りまで取っていたのですが、ご本人は「検査も手術も嫌なので、このまま食餌療法でやっていきたい」とおっしゃいます。

結局、検査は中止となりました。当方としても、もし、将来何かあったら、という不安があり、再度検査をすすめましたが、ご当人が、「食餌療法とニンジンジュース・ダイエットでいきます」とおっしゃるので、当方もあきらめるしかありません。

八月になり、都立病院より検査に来るように数回電話があったそうですが、結局、受診されなかったようです。

現在、家では、朝は体操後数キロ散歩をし、その後、トマトと海藻と玄米食を食べ、昼食はニンジンとリンゴのジュースだけを飲み、夕食は朝食とほぼ同じものを食べるという食生活です。サウナにも二日に一回入り、現在は「生まれてはじめて、今が一番元気と感じます」と自覚されるまでになっています。

体重も六五キロになり、利尿剤で出していた尿も自力ででるようになり、便通も全く正常となられました。

腹部の触診で、以前は氷のように冷たかった腹壁が、今ではポカポカと温かくなっています。

ガンは硬い病気なので「冷え」の病気でもあると先に述べましたが、腹部（腸など内臓も含めて）が温まり、ガンが軟らかくなり溶け出したのかもしれません。

Dさんの場合、「ガンに負けるか、自分で治してみせる」という強い意志が、このような好結果を生んでいるものと思われます。

平成一六（二〇〇四）年六月現在、大変お元気です。

慢性骨髄性白血病の青年（Eさん・三十三歳）

平成元（一九八九）年頃より、ちょっとけがした時などに傷口の治りが悪いことに気づいていましたが、平成二（一九九〇）年の六月に鼻血が止まらず、近くの病院で受診したところ、白血球が四万／㎣（正常は四〇〇〇〜八〇〇〇／㎣）もあり、慢性骨髄性白血病と診断され、すぐ入院、化学療法を受けられました。

退院後の八月に、私の診療所で受診されました。一八〇センチで六七キロ、色白のやさしそうな好青年です。食べ物の好みを聞くと、肉、卵などの欧米食を毎日食べ、とくに牛乳が大好きで毎日一リットル以上も飲用されているとのことでした。

アメリカでの論文に「牛乳中には汚染されたSr90（ストロンチウム90）という放射性物質が濃縮して含まれているので、白血病の原因になることもある」というのがありますが、漢方の「相似の理論」では、こう考えます。

「ずんぐり、むっくり赤ら顔の高血圧のおじさん」には、牛乳、ビール、青野菜、酢のものなど青白いものや水っぽいものをたくさん摂ってもらい、体を冷やすとバランスが取れて健康になるし、逆に、青白くて貧血の人にはプルーン、ホウレンソウ、黒ゴマ、レバーなど赤黒いものを食べるとよい、と考えるのです。

こうした理論からすると、牛乳、白砂糖、化学調味料など「白い」ものを摂りすぎると、血液中の白い細胞＝白血球が増える、ということもできるのです。

私のところに来る「白血病」の患者は、まず例外なく、異常に「牛乳好き」の人が多いのですが、E君にもこの辺のことを説明し、牛乳はやめて赤汁（ニンジンジュース）を飲用し、また体の中の「赤い細胞」である筋肉を発達させると、白い細胞＝白血病細胞を追い出すことができるという「相似の理論」より、とにかくよく運動して、筋肉を鍛えるように説得しました。

素直なE君は、早速これに従い、毎日コップ三杯以上のニンジンジュースを飲用し、何とバーベルを使ったウエイト・トレーニングを始めたのです。すると、みるみるうちに筋肉が発達し、体格がよくなり、体重も七二キロとなり、威風堂々としてきました。それ以後、血液検査でも白血球が六〇〇〇〜七〇〇〇／㎣と落ち着いています。

大学病院からは、骨髄移植をすすめられていますが、これを拒否し、今はインターフェロン療法と、ニンジンジュース、それにウエイト・トレーニングで、すこぶる元気な毎日を送っています。発症から十五年が過ぎ去りましたが、きっとこのままよくなってくれるものと思います。

以下の症例は、拙著『ガンは血液で治る』（青春出版社）の執筆にあたり、手記をお願いした長崎県のFさんと、山口県のGさんの体験記です。Fさんのご主人のお父上と弟さんがお医者さん。Gさんは旧帝国大学の薬学部ご出身の才媛でいらっしゃり、ご両人とも科学の眼をもって自然療法を実践し、ガンを克服されました。大変参考になるものと思い、ここに再掲させていただきました。

愛する妻を苦しみから救ってくれたもの（Fさん・六十二歳）

思えばもう十四年前の年末のことでした。家内が生理日でもないのに出血するというので地元の総合病院に検診に行ったところ、

「多分卵巣嚢腫《のうしゅ》でしょう。年が明けてから入院して手術しましょう。心配いりません」との診断で、新年を迎え、一月十三日に入院し、その二〜三日後に手術を受けました。

簡単な手術とのことで、手術室の外の廊下で待っていましたが、なかなかおわらず、二

時間近くもかかりました。やっと手術がおわり、主治医の説明で切りとった卵巣部分を見せてもらいましたが、それは見るからに毒々しい紫色をした、ひと抱えもある肉の塊でした。素人目にも、これはかなり悪性の腫瘍と想像できました。

銀行を脱サラして十五年、事業も順調で何の心配もない幸せな毎日が、突如として地獄の底に突き落とされたのです。手術の二〜三日後には、家内に病状を説明し、ガンである事をあえて告知しました。それは、ガンという病に真正面からいどむためで、相手が見えずしては闘えないと思ったからです。

それからの三カ月間は壮絶なガンとの闘いでした。抗ガン剤による点滴注射が始まるや、あんなに元気だった家内の顔色がみるみる土色に変わり、胸の中が焼けつくように熱いと、もがき苦しみ、そして嘔吐の連続で、はたで見ていられないほどの苦しみの連続でした。やがて、髪の毛も抜け、別人のような変わりようでした。

そのように地獄のどん底であえいでいるときに、漢方薬店の奥さんから紹介されたのが『病気はかならず治る』（善本社）という石原結實先生の本だったのです。地獄の底で一筋の光を見いだし、勇気づけられたのです。もしかして、家内も助かるかもしれない。

三回目の治療が開始される数日前に主治医に談判し、「どうせ助からないのなら、余生を自宅で好きな家庭菜園などの土いじりでもさせて、悔いのない最期を送らせたい」と訴えて、自宅につれ帰って、自然療法を受けさせる了解をなんとか取りつけました。

一月十三日に入院して、ちょうど、三カ月目の四月十三日に退院でした。この九十日の間、朝夕一日もかかさず、自宅から玄米食に自宅でできた野菜類、その他、豆乳、ニンジンジュース、それに地下八〇mより汲み上げた地下水も運びました。少しでも汚染されていない水や体の毒を排泄させる薬草などの煎じ薬を飲ませたかったからです。

自宅に帰るや、いちばん最初に実行したのは、ニンジンジュースによる一週間の断食でした。この三カ月間、抗ガン剤という強力な毒素を大量に摂取しているので、この毒素を排泄させることと、低下している免疫力を回復させる大きな目標があったからです。

私の父は医師ですが、彼にしてみれば、突然病院からつれ帰り、即座にニンジンジュースの断食を始めたものだから、かなりショックだったようです。しかし、断食を終えてみて衰弱するどころか、長い間の抗ガン剤による副作用でどす黒かった顔色や唇の色が、鮮やかなピンク色にもどったことには驚き、その断食の効果を評価してくれました。父も手術前から漢方薬をいろいろ研究してくれました。その漢方薬のおかげで、抗ガン剤による副作用も最小限に抑えられました。

食事のほうは、玄米菜食を心がけ、新鮮なくだもの、小魚、緑黄色野菜を中心に摂り、手術後三年間ほどは、血液を汚すと言われる肉類や卵、牛乳などは極力抑えました。手術後三年間は無我夢中で頑張りました。三年間を乗りきることで、どうにか自信みたいなものが出てきて、我々夫婦にも多少ゆとりも出てきました。

二〜三カ月に一回は、一週間のニンジンジュース断食も夫婦で行いました。お陰様で日がたつにつれて体力もつき、最終目標の五年間も無事乗りきりました。この五年間を無事乗りきったのを契機に、私も自分なりに自然療法を勉強しました。困った人に少しでも情報提供ができればと思ったのです。いろいろな自然医学の勉強をするようになりました。

その結果、現代医学では病気の原因を追究せず、対症療法が中心ですが、病を引き起こすガン体質こそ問題であり、その体質を改善する方策こそ早急にしなければならないことなのだと感じいったしだいです。

地獄のどん底からはい上がり、現在の幸せな生活が再びできるようになったのは、ひとえに石原先生の温かいご指導の賜物です。

手術と浄血療法の併用で永らえた命はみんなのおかげ（Gさん・六十二歳）

まず私のガン病歴から。昭和六十三（一九八八）年八月、S字結腸ガン切除、平成元（一九八九）年六月、甲状腺腫瘍切除、平成二（一九九〇）年十一月、大腸ガンの肝転移で左葉切除。いまこうして生きているのが不思議といえば不思議かもしれない。

昭和六十三年の七月、子どもたちが夏休みに入り、週末に山口の実家の母をたずね、夜に姉たちと食事をしながらビールを少し飲んだ。すると、すこししてお腹が下り出し、トイレに行ったら真っ赤な血が出ているではないか。これはただごとではないと思い、次の日自宅に戻り、親戚の胃腸科医院をたずね、検査となった。

心配していたとおり、かなり進行した大腸ガンだった。もともと腸が過敏なほうで、あるいは、と心配になり数年前に同じ医院で大腸の検査をしたが、その折は「問題ありません」と言われていた。

幸い術後はとても順調であったし、家が気になっていたので二週間くらいで帰った。

そして平成三（一九九一）年の夏、暑い日々で、ときどき小さい缶ビールを飲んでいたが、今までと違って頭がすっと吸い込まれそうになるという、変な感じがよくあり、こんなにビールに弱かったかなと思うことがあった。

その後咳が出始めてずっと続き、「あまりいい咳ではないね」とは皆から言われていたが、冷房のせいかと思っていた。しかしこれがガン転移の兆候だったのだ。あとから外科医院でのデータを見せてもらったら、五月（三カ月前）の腫瘍マーカーがすでに正常値の上限を超え始めていた。これから手術の十一月まで、このマーカーがうなぎ登りに上昇した。そしてこれからが私のガン闘病となる。

平成三（一九九一）年八月末の腫瘍マーカーの値が異常値になっていて、かかりつけの医師から大学病院の放射線科を紹介され、CTを九月中頃撮る。この結果は悲惨で、「手術はもはやできない、化学療法しかない」ということだった。「放射線科では肝動脈注射療法で数人の方が延命しておられる。あなたもやってみましょう」という内容だった。

夫と聞いてがっかりし、次の検査のための病院のベッドがあく一カ月後まで、夢だったらいいのにと毎日泣いていた。その折、わが敬愛する姉が石原結實先生に相談してくれた。まさに、私のガン闘病についてもっとも強い影響力を持つ、オピニオンリーダーにあたる先生となった。先生の指示が的確で質の高い内容であったため、現在の私がある。

私は深刻な試行錯誤をくり返すことなく、先生の指示をストレートに信じて、実行した。「大丈夫ですよ。よくなりますよ」となんらこともなげに明るく言われ、とにかくやってみようという気になった。そして石原先生が言われた玄米食とニンジンジュースをさっそく始め、入院してからも個室だったので、婦長さんに無理を言って続けさせていただいた。

「血管造影の結果が思っていたよりよかった」と放射線科の医師から言われたが、治療方針は変えられなかった。その後も次々検査が続いていた。ある日、放射線科の若い医師がベッドに腰かけて、「Gさんどうして切らないの」と言われ、「エーッ、手術できないと外科の先生から言われていたのに」と思わず興奮してしまった（少し希望が出てきた！）。義兄（医師）に電話して尋ねると、「それはオペしてもらいなさい」と即答。私の職場の上司の薬剤部長も同じ意見で、外科の教授に若い主治医が紹介してくださった（この主治医にもとても感謝している）。

十一月のはじめに入院し、ベストメンバーで八時間におよぶ手術を行ってもらった。術後二週間くらい、付き添いのおばさんについてもらった。

術後は食事を少し摂ったらお腹いっぱいになることはあったが、順調だった。術後四十日くらいで退院した。そして、「予防のために化学療法をしましょう」ということで、すでに手術中にリザーバー（薬液を注入するための管）が埋め込んであった。5FU（抗ガン剤の一種）の動脈注射を、はじめは一週間に一回、その後二週間に一回行った。

CEA（腫瘍マーカー）が術前三五・〇であったのが、術後六・八になり、二カ月後に二・三に下がり、外科の教授の話で、こんなに下がるとは思わなかったと言われそうである。

この動脈注射を一年間続けた後、肝臓のCTを撮っていただき、全く心配ないということでこの動脈注射は打ち切りとなり、内服の抗ガン剤（フルツロン）に切りかわった。そして、その後五年間フルツロンをのんだが、副作用らしきものは、しいて言えば軽い下痢くらいだった。今はとくに何も服用していない。
入院中、石原先生から紹介していただいた本を何度も読み返し、とにかく食餌療法を守れば治るのだと思い、玄米、菜食主義、そしてニンジンジュースを基本にして石原先生の指示どおりの食生活を実践した。途中から、魚類はイカ、エビ、貝、白身の魚などもいただくようになった。そして十三年後の今、食生活は少し乱れてきたが、血液検査は欠かさず行ってもらっている。家族、石原先生、外科のドクター、職場の方々、友達、兄弟の愛に支えられて今日まで過ごしてくることができたととても感謝している。

ガンにおかされてからの私の食餌療法

Ⅰ．食生活

①ニンジンジュースを朝にコップ一杯 ②主食は玄米にアズキ ③野菜類をたくさん摂る ④イモ類（サツマイモ）、カボチャなどを毎日摂る ⑤植物性タンパク質（豆腐、豆類）をかかさず ⑥ショウガ湯を毎日寝る前に ⑦魚介類 ⑧お茶（コーヒーは飲まない） ⑨禁酒 ⑩甘いものは食べない（ハチミツは摂る） ⑪牛乳、バター類も摂らない

Ⅱ．民間療法

①ショウガ湿布（ショウガをすってメリケン粉を入れ、練ったものを患部に貼る）

②指圧

Ⅲ．生活習慣

①夜十時までに寝て、八時間の睡眠をとる

②なるべく車に乗らないで歩く

③ストレスをためない

④仕事で無理をしない

Ⅳ．余暇を楽しむ

①よい友をもつ（おしゃべり会）　②歌を唄う　③少し体力がついてから山登り　④本を読む、ビデオを観る　⑤旅をする

Ⅴ．定期的に受診する

①定期的に検査を受ける

②他の科もチェックする

③職場の定期検診は必ず受ける

三回目のガンの術後は、私がまた倒れると皆に迷惑をかけると思い、ひたすら自分の体を守ることに専念した。そのために仕事も家事も七〇％程度で、周囲の皆さんの好意にすがりゆっくり静養した（三年くらい）。

注

この章の症例中、「ニンジンジュース・ダイエット」の体験がいくつも出てきますが、自己流ではやらないでください。ダイエット中、種々の症状が発現して、戸惑われることもありますし、ジュース・ダイエット後、普通食に戻すための補食（数日を要す）が大変難しいものなのです。また、ダイエット後、いきなり普通食を食べると、不測の事態が生じることもあります。

本書は一九九六年九月に弊所より刊行された『食べてガンを治す』に、加筆・訂正をしたものです。

●著者
石原結實（いしはら・ゆうみ）

1948年長崎市生まれ。長崎大学医学部卒業後、同大学大学院医学研究科博士課程修了。スポーツ医学と栄養学の面から白血球の働きを研究する。現在、イシハラクリニック院長として漢方薬と食餌療法指導によるユニークな治療法を実践するかたわら、日本テレビ系「おもいッきりテレビ」にレギュラー出演。全国各地で数多くの講演を行う。医学博士。コーカサス・グルジア共和国アカデミー長寿医学会名誉会員。著書に『朝だけにんじんジュースダイエット』（海竜社）、『プチ断食ダイエット』（サンマーク出版）、『東洋の智恵は長寿の智恵』『血液サラサラで、病気が治る、キレイになれる』『断食養生術』『「医者いらず」の食べ物事典』『医者いらずの「生ジュース」養生法』（以上、PHP研究所）など70余冊ある。

PHPエル新書

〔新版〕食べてガンを治す
体を温め、血液をサラサラにすれば怖くない

PHPエル新書087

2004年7月23日　第1版第1刷発行

●著者 —— 石原結實
●発行者 —— 江口克彦
●発行所 —— PHP研究所
東京本部　〒102-8331　千代田区三番町3番地10
新書出版部　☎03-3239-6298
普及一部　☎03-3239-6233
京都本部　〒601-8411　京都市南区西九条北ノ内町11
PHP INTERFACE　http://www.php.co.jp/

●本文製版 —— 株式会社エム・エー・ディー
●印刷所
●製本所 —— 凸版印刷株式会社
●フォーマット・デザイン —— 渋川育由

ISBN4-569-63772-8

ＰＨＰエル新書刊行にあたって

二十一世紀は、私たちの新しいライフスタイル、新しい生き方、そして新しい社会を創造する世紀の幕開けです。

これからの時代のコンセプトは〈自分らしい生活〉——自分が本当に必要なものだけを自分のセンスで選び、気持のよい生活空間を創っていく。そして、社会のことも、生活者の視点から見直し、考えてゆく。それが、二十一世紀という新しい時代の〈大人の生活〉です。

「ＰＨＰエル新書」では、生活をより豊かに、より楽しくするさまざまな方法を提案したいと願っています。

「エル」とはアルファベットの「L」であり、「生活（Living）」「自由（Liberty）」「元気な（Lively）」「美しい（Lovely）」「人生（Life）」といった英単語の頭文字からとったものです。

皆さまの温かい励ましとご支援を心よりお願いいたします。

二〇〇二年四月

ＰＨＰ研究所

大人のための生活新書

好評既刊 PHPエル新書

066

カリスマ整体師が教える

おやじ体型改造計画

寺門琢己 著

カリスマ整体師タク先生が、中年男性の生活習慣病の予防と、家族にリスペクトされる方法を探り、家族で元気になる整体生活術を伝授。

067

和田式・脳のアップデート術

和田秀樹 著

人間の脳もパソコンと同様、こまめにアップデートをしないと時代遅れになってしまう。変化の激しい時代を生き抜くための、和田式ノウハウを公開！

068

時代劇《チャンバラ》への招待

六人のチャンバリスト 著

逢坂剛、川本三郎、菊地秀行、永田哲朗、縄田一男、宮本昌孝の文士六人衆が、時代劇の醍醐味を熱く語る、チャンバラ映画の入門書。

069

大向うとゆく

平成《いまよう》歌舞伎《しばい》見物

樽屋壽助 著

歌舞伎は元来大衆演劇であった。様々な知識はさておき、江戸の大衆が芝居を存分に楽しんだ、その術を「大向う」の目線で案内する。

070

思いつきをビジネスに変える「ノート術」

発想力を鍛えるアイデアマラソン

樋口健夫 著

「アイデアマラソン」は著者が20年前に始めた発想法。本書では、思いつきをビジネスにつなげるためのノウハウを分かりやすく解説。